本书配套视频将帮助
读者更好地掌握操作要点

请使用微信扫码，按照提示注册后观看视频。

此二维码为单书单码，只可绑定一位用户。注册后，微信扫描内文中的二维码可观看对应视频。

扫码注册后，该书不能退回。

郑重声明

由于医学是不断更新和拓展的学科，因此相关实践操作、治疗方法及药物应用都有可能改变，希望读者审查书中提供的信息资料及相关手术的适应证和禁忌证。作者、编辑、出版者或经销商不对书中的错误或疏漏以及应用其中信息产生的任何后果负责，关于出版物的内容不作任何明确或暗示的保证。作者、编辑、出版者和经销商不就由本出版物所造成的人身或财产损害承担任何责任。

颈腰痛康复丛书

颈腰痛运动治疗手册

EXERCISE THERAPY MANUL FOR NECK AND LOW
BACK PAIN

主　　编　赵晨光　袁　华

副 主 编　刘慧琳　金铭亮　薛白洁

编　　者　（按姓氏笔画排序）

　　　　　刘慧琳　许招娣　金　旭　金铭亮

　　　　　赵晨光　袁　华　梁西超　薛白洁

视频图片展示　王　鹏　梁西超

作者单位　中国人民解放军空军军医大学西京医院

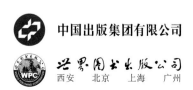

中国出版集团有限公司

世界图书出版公司

西安　北京　上海　广州

图书在版编目（CIP）数据

颈腰痛运动治疗手册 / 赵晨光，袁华主编 . —西安：
世界图书出版西安有限公司 , 2023.9
（颈腰痛康复丛书）
ISBN 978-7-5232-0416-0

Ⅰ . ①颈… Ⅱ . ①赵… ②袁… Ⅲ . ①颈肩痛 – 运动疗
法—手册 ②腰腿痛 – 运动疗法 – 手册 Ⅳ .① R681.505–62

中国国家版本馆 CIP 数据核字（2023）第 173633 号

书　　名	**颈腰痛运动治疗手册**
	JINGYAOTONG YUNDONG ZHILIAO SHOUCE
主　　编	赵晨光　袁　华
策划编辑	胡玉平
责任编辑	胡玉平
装帧设计	新纪元文化传播
出版发行	**世界图书出版西安有限公司**
地　　址	西安市雁塔区曲江新区汇新路 355 号
邮　　编	710061
电　　话	029-87214941　029-87233647（市场营销部）
	029-87234767（总编室）
网　　址	http：//www.wpcxa.com
邮　　箱	xast@wpcxa.com
经　　销	新华书店
印　　刷	西安雁展印务有限公司
开　　本	787mm×1092mm　　1/16
印　　张	7.75
字　　数	135 千字
版次印次	2023 年 9 月第 1 版　2023 年 9 月第 1 次印刷
国际书号	ISBN 978-7-5232-0416-0
定　　价	68.00 元

医学投稿　xastyx@163.com　‖　029-87279745　029-87285296
☆如有印装错误，请寄回本公司更换☆

序 言

Preface

随着生活节奏的加快和工作方式的改变，颈腰疾患的发病人数越来越多，发病年龄也日趋低龄化，颈腰痛已成为临床最为常见的一类疾病。颈腰痛发病率高、容易复发，严重影响人们的日常工作和生活质量，长期疼痛甚至会给患者造成严重的心理负担。

在颈腰痛的诊治过程中，不同的群体关注点也不尽相同。临床医生关注诊断、用药及手术治疗，康复医生关注患者功能障碍、康复治疗及预防方案的制订，康复治疗师专注于物理因子治疗及运动疗法的实施，而颈腰痛患者则更加关心如何进行颈腰部的日常保健和疾病预防。

本系列丛书创新性地针对康复医生、康复治疗师以及广大患者的相应需求编写，涵盖了颈腰痛的预防、诊疗、康复和颈腰强健的内容。《颈腰痛诊疗与康复》重点面向康复医生，《颈腰痛康复治疗技术》重点面向康复治疗师，《颈腰痛运动治疗手册》则重点介绍患者及广大群众自我保健的运动方法。本系列丛书内容丰富、文字简明扼要、通俗易懂，并且配有大量的图片和视频，读者可以通过手机扫码随时随地观看，科学实用，便捷直观，非常契合颈腰痛从防到治、防治一体的治疗原则。相信本系列丛书将会为颈腰疾病患者提供全方位、全周期的健康服务。

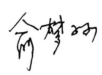

前 言
Foreword

随着社会的快速发展，人们的生活方式发生了许多改变，疾病谱也随之发生变化，其中颈腰痛发病率逐年上升，已成为运动系统慢性损伤中最为常见的疾病之一，并且呈现明显的年轻化趋势。颈腰痛患者的自我预防、锻炼及生活方式调整对疾病的恢复至关重要，但是由于国内医疗资源不足，医生接诊时间有限，不能向每名患者详细地讲解颈腰痛的相关知识和自我锻炼、预防等常识，导致该类疾病患者病情反反复复、迁延不愈，易引发患者负面情绪，严重影响生活质量。因此，为广大颈腰痛患者提供合理的医体融合和非医疗健康干预方法迫在眉睫。

本书在循证医学基础上积极倡导"非医疗健康干预"，提高运动疗法改善患者颈腰痛的治疗水平，旨在更好地指导患者进行运动治疗实践。全书分为七章，归纳总结了颈腰痛相关解剖及生物力学、核心肌群训练、颈部肌群训练、力量训练、拉伸训练、放松训练及麦肯基疗法。全书由理论到实践，系统全面地加深了患者对该类疾病的认识，从而让患者少走就医弯路，并通过科学的治疗、合理的预防，助力患者早日全面康复。在本书编撰过程中，我们查阅了国内外最新资料，参照欧美等国家近10年来关于颈腰痛物理治疗的最新指南，并结合我科室临床工作经验，针对性地论述了颈腰痛的自我预防与治疗手段。同时编者们拍摄了大量治疗动作视频，读者通过扫描书中二维码，可以更加直观地了解书中讲解动作的运动治疗方法。

希望本书能够帮助颈腰痛患者正确理解和认识疾病，并通过科学预防与治疗，早日获得康复。但由于编者们个人知识的局限和编写时间的仓促，疏漏在所难免，不足之处恳请各位专家、同道及广大读者用挑剔的眼光、批判的精神给予指正和反馈意见。

编 者

目 录

Contents

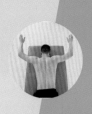

第一章
颈腰椎相关解剖

一、概　述

脊柱（vertebral region）由椎体及其周围的软组织组成。上起枕外隆突和上项线，下至尾骨尖；两侧自斜方肌前缘、腋后线及其向下的延长线、髂嵴后侧、髂后上棘至尾骨尖的连线。脊柱区分为项区、胸背区、腰区和骶尾区。项区上界即脊柱区上界，下界为第 7 颈椎棘突至两侧肩峰的连线。胸背区上界即项区下界，下界是第 12 胸椎棘突、第 12 肋下缘、第 11 肋前份下缘的连线。腰区上界即胸背区下界，腰区下界是两髂嵴后份和两髂后上棘的连线。骶尾区为两髂后上棘与尾骨尖三点围成的三角区。

成人脊柱从正面观为一条直线，从侧面观呈"S"形，有四个弯曲：颈椎前凸、胸椎后凸、腰椎前凸、骶椎后凸（图 1.1）。作为人体支撑体重、传导重力的重要系统，脊柱还担负着联结上下肢协调运动，保护脊髓以及胸腔、腹腔脏器免受损伤的作用。

二、颈椎解剖结构与生物力学

颈椎是位于头以下、胸椎以上的部位。颈椎关节面的方向接近水平，因此能做较大幅度的屈伸、侧屈和旋转活动，颈椎活动范围最大（表 1.1）。颈椎共 7 节，第 3~6 颈椎具有脊柱的典型特征，每个颈椎由椎体、椎间盘、关节突、神经根和所属韧带构成。另外 2 块上位颈椎，寰椎（第 1 颈椎）和枢椎（第 2 颈椎），以及隆椎（第 7 颈椎）具有脊柱的非典型特征（图 1.2）。

寰椎是由横向骨质的前弓和后弓连接而成，不具有椎体、棘突或椎板结构。寰椎上关节面呈蝶形，两侧横突上肌肉与韧带附着，稳定头颈部平衡。寰椎与枕骨髁构成寰枕关节，左右各一，主要功能是颈部屈伸。下关节面扁平，接近环状，

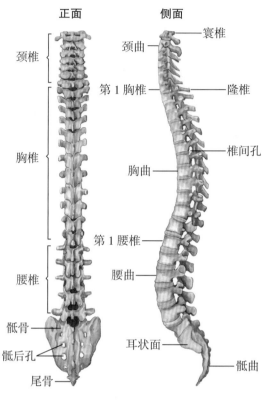

正面　　　　　侧面

颈椎

第 1 胸椎

胸椎

第 1 腰椎

腰椎

骶骨

骶后孔

尾骨

寰椎

颈曲

隆椎

椎间孔

胸曲

腰曲

耳状面

骶曲

图 1.1　脊柱正侧位图

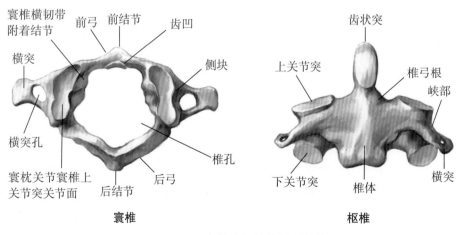

寰椎横韧带
附着结节

前弓　　前结节　　齿凹

横突

侧块

横突孔

寰枕关节寰椎上
关节突关节面

后结节

后弓

椎孔

寰椎

齿状突

上关节突

椎弓根

峡部

下关节突

椎体

横突

枢椎

图 1.2　寰椎和枢椎的解剖结构

2

与枢椎的椎体构成寰枢关节；寰椎的主要功能是支撑头部。

枢椎的前端是突起的齿状突，齿状突前的卵圆形关节面与寰椎前弓的关节面构成寰枢关节，寰枢关节的主要功能是头部和上颈椎的旋转。枢椎的棘突很大，呈分叉状，是多块肌肉的附着点。

隆椎，即第7颈椎，横突较大，棘突长而接近水平，无分叉有小结节，明显隆起于颈椎皮下，是临床上辨认椎体的骨性标志，项韧带附着点，隆椎通常无椎动脉通过。

表 1.1　**颈椎的运动方向及运动范围**

运动方向	关节运动学	运动范围
屈曲 / 伸展	寰枕关节：枕骨髁在寰椎下凹的上关节面向前或向后滚动	45°~50°
	寰枢关节复合体：15° 的屈曲和伸展运动，寰椎滑车向前或向后倾斜	75°~80°
	颈内关节：上位椎体关节面向下后方滑动	
侧屈	寰枕关节：枕骨髁在寰椎上关节面进行小幅侧 – 侧旋转运动；枕髁沿着滚动向相反方向滑动	35°~40°
	颈内关节：多数侧屈运动由颈内关节完成，侧屈运动时对侧的下关节面向后方滑动	
轴向旋转	寰枢关节复合体：完成 1/2 轴向旋转运动，寰椎与附着的横韧带沿齿突结构向两侧进行轴向旋转；寰椎在枢椎上关节面发生相对滑动	65°~75°
	颈内关节：骨突各关节面与额面之间分别呈 45° 夹角；旋转方向向同侧，下关节面向下向后滑动；靠近颅骨，旋转角度增大	

三、腰椎解剖结构与生物力学

腰椎位于活动度较小的胸椎和骶骨之间，是躯干活动的中枢。腰椎共 5 节，椎体粗壮，横断面呈肾形，椎孔大，呈三角形。上下关节突关节的关节面呈矢状位（图 1.3）。椎体之间的连接结构包括椎间盘、前纵韧带、后纵韧带、黄韧带、棘上韧带、棘间韧带等（图 1.4）。正常的腰曲凸向前，腰椎间盘很厚，可做较灵活的运动，但矢状位的关节突关节面限制了它的旋转运动。正常腰椎活动范围为：屈曲 0~50°，伸展 0~30°，侧屈 0~40°（表 1.2）。

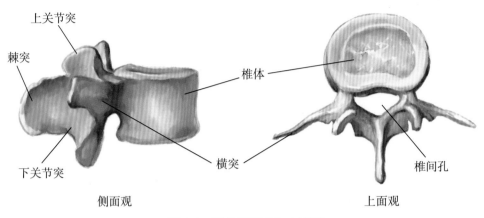

上关节突

棘突

椎体

下关节突

横突

椎间孔

侧面观

上面观

图 1.3　腰椎侧面观和上面观

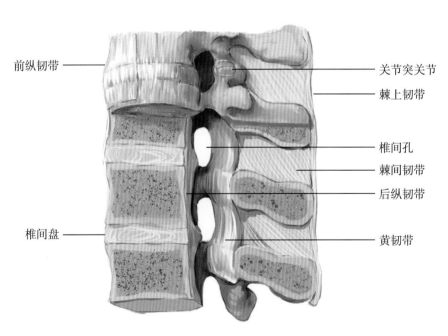

前纵韧带

关节突关节

棘上韧带

椎间孔

棘间韧带

后纵韧带

椎间盘

黄韧带

图 1.4　腰椎的联结组织

表 1.2 腰椎各个方向运动时的生物力学变化

运动方向	髓核	椎间盘	椎间孔	关节突关节
屈曲	后移	纤维环前壁放松，后壁紧张	增大	分离
伸展	前移	纤维环前壁紧张，后壁放松	减小	靠近
侧屈	运动方向远端位置变形	转向一侧纤维环后方放松，对侧纤维环后侧方受牵拉		
运动方向远端增大	转向一侧上下关节突靠近，对侧上下关节突分离			

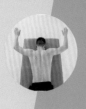

第二章
核心肌群训练

一、核心肌群概述

核心肌群是位于人体中心位置并负责维持脊柱稳定的肌肉群，担负着稳定重心、传导力量、加强有效呼吸、承担负荷等作用，是躯干整体发力的主要环节，对上下肢活动起着承上启下的枢纽作用。

核心肌群涵盖腹肌肌群（图2.1）和背伸肌群（图2.2），分为深层核心肌群和浅层核心肌群。深层核心肌群包括腹横肌、腹内斜肌和多裂肌，特点为小、短、薄，且与脊柱相连，主要功能是维持脊柱稳定。浅层核心肌群包括腹内斜肌、腹外斜肌、腹直肌、腰方肌，特点为大、长，主要功能是进行身体前屈、后伸、侧屈和旋转等活动。核心训练治疗作用有三点：第一，稳定腰椎、骨盆，保持正确的身体姿势，缓解腰部负荷及疼痛；第二，提高身体的控制力和平衡力；第三，预防运动中出现的损伤。

二、核心肌群训练的原则

核心训练三大原则：第一，正确的呼吸方式。保持正常的胸-腹式呼吸，鼻子吸气，嘴巴呼气，训练过程中避免憋气。第二，正确的姿势。训练时保持脊柱正常的生理弯曲，避免对脊柱带来不当的剪切力。第三，适当的负荷。强壮稳定的核心，并不是一味追求肌肉的体积，而是追求功能性，即核心的刚性和稳定性。在日常生活中，适量的肌力训练就会带来刚性的快速增强，所以不需要很大的肌力训练，因此肌耐力对脊柱的稳定更为重要，需要在训练中加以重视。

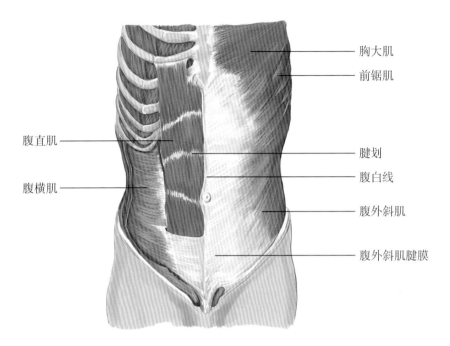

胸大肌

前锯肌

腹直肌

腱划

腹横肌

腹白线

腹外斜肌

腹外斜肌腱膜

图 2.1　腹肌肌群

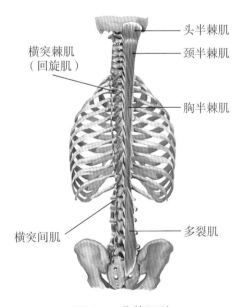

头半棘肌

横突棘肌
（回旋肌）

颈半棘肌

胸半棘肌

横突间肌

多裂肌

图 2.2　背伸肌群

三、核心肌群训练的适应证与禁忌证

（一）适应证

肌源性颈腰痛、神经源性腰痛、椎间盘性颈腰痛伴核心肌力下降者。

（二）禁忌证

除运动治疗的一般禁忌证外，还包括脊柱骨折未处理或未愈合、脊柱结核、脊柱肿瘤等。

四、核心肌群训练动作（所有训练均配有示范视频）

（一）卷　腹

1. 改良卷腹（图 2.3 ～图 2.4）

仰卧在瑜伽垫上，双腿屈膝，双脚踩实地面。双腿分开与肩同宽，双手抱于胸前。腹肌发力将肩抬离地面，缓慢下落回到起始姿势。动作过程中避免头颈部用力前伸，保持下巴微微后缩。起身时呼气，下落时吸气。

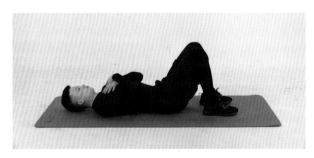

图 2.3　改良卷腹（难度指数 ★ ☆ ☆ ☆ ☆）▶

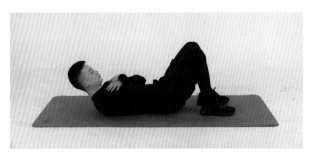

图 2.4　改良卷腹（难度指数 ★ ☆ ☆ ☆ ☆）▶

2. 单腿屈膝卷腹（图2.5～图2.6）

仰卧在瑜伽垫上，单腿屈膝，双手放于腰后。腹肌发力起身将肩抬离地面缓慢下落至起始姿势。注意事项同改良卷腹。

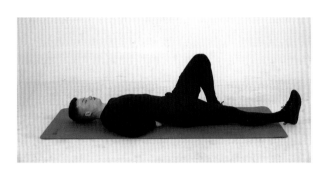

图 2.5　单腿屈膝卷腹（难度指数 ★★☆☆☆）▶

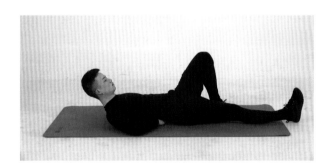

图 2.6　单腿屈膝卷腹（难度指数 ★★☆☆☆）▶

3. 卷腹摸膝（图2.7～图2.8）

仰卧在瑜伽垫上，双腿屈膝，双脚踩实地面。双腿分开与肩同宽，双手放于大腿上。腹肌发力将肩抬离地面，双手沿大腿向上滑动至膝盖，再缓慢下落回到起始姿势。注意事项同改良卷腹。

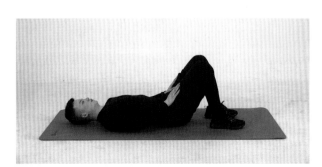

图 2.7　卷腹摸膝（难度指数 ★☆☆☆☆）▶

9

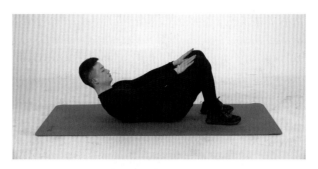

图 2.8　卷腹摸膝（难度指数 ★ ☆ ☆ ☆ ☆）▶

4. 90°卷腹（图 2.9 ~ 图 2.10）

仰卧在瑜伽垫上，双腿屈膝抬起，大腿垂直于地面，与小腿呈 90°，小腿与地面平行，双手抱于胸前。腹肌发力将肩抬离地面，再缓慢下落回到起始姿势。注意事项同改良卷腹。

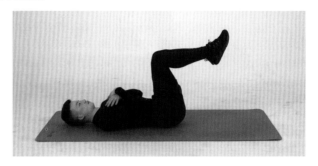

图 2.9　90° 卷腹（难度指数 ★ ★ ★ ☆ ☆）▶

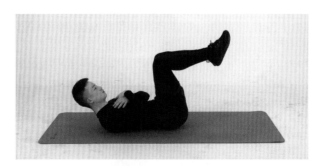

图 2.10　90° 卷腹（难度指数 ★ ★ ★ ☆ ☆）▶

5. 健身球卷腹（图 2.11 ~ 图 2.12）

腰背部仰卧于健身球上，双腿分开与肩同宽，屈膝。双脚踩实地面，双手抱于胸前。腹肌发力，将肩抬离健身球。再缓慢下落回到起始姿势。动作过程中保持下巴微微后缩，避免将腰部抬离健身球。起身时呼气，下落时吸气。

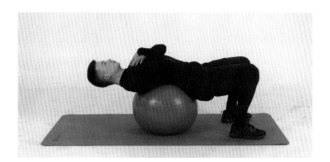

图 2.11　健身球卷腹（难度指数 ★ ★ ★ ☆ ☆ ）▶

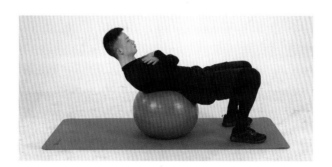

图 2.12　健身球卷腹（难度指数 ★ ★ ★ ☆ ☆ ）▶

6. 仰卧交替对角线卷腹（图 2.13 ~ 图 2.14 ）

仰卧在瑜伽垫上，双腿屈膝分开与肩同宽，双脚踩实地面，双手置于双耳后侧。腹肌发力将肩胛骨抬离地面，同时将上身转向一侧，肘关节向对侧大腿靠近。缓慢下落回到起始姿势。两侧交替进行。过程中双侧手肘始终保持打开，始终保持下巴微微后缩。起身转体时呼气，还原时吸气。

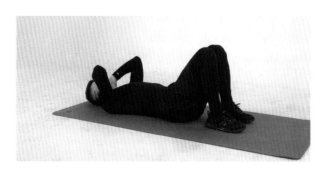

图 2.13　仰卧交替对角线卷腹（难度指数 ★ ★ ★ ☆ ☆ ）▶

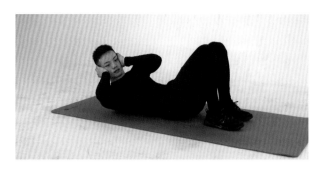

图 2.14　仰卧交替对角线卷腹（难度指数★★★☆☆）▶

（二）桥式运动一

1. 臀桥（图 2.15～图 2.16）

仰卧在瑜伽垫上，双腿屈膝分开与肩同宽，双脚踩实地面，脚尖朝前。核心收紧，将臀部抬离地面，腰背挺直，身体与大腿呈一条直线。略微停顿后缓慢下降，回到起始姿势。训练过程中避免过度挺腰，臀部抬起时呼气，下落时吸气。

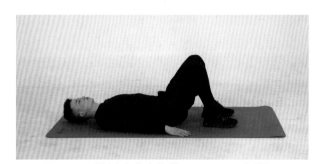

图 2.15　臀桥（难度指数★★★☆☆）▶

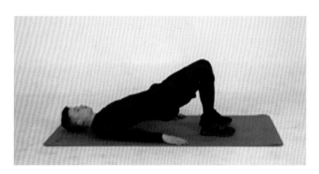

图 2.16　臀桥（难度指数★★★☆☆）▶

2. 高位臀桥（图 2.17 ~ 图 2.18）

仰卧在瑜伽垫上，双脚跟放在椅子上与肩同宽。核心收紧，将臀部抬起，腰背挺直，身体与大腿呈一条直线，略微停顿后缓慢下降，回到起始姿势。注意事项同臀桥。

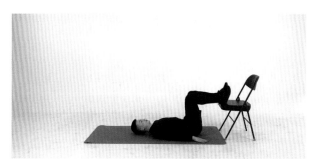

图 2.17　高位臀桥（难度指数 ★ ★ ☆ ☆ ☆）▶

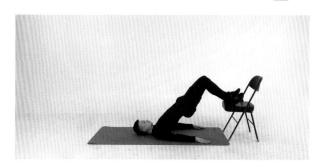

图 2.18　高位臀桥（难度指数 ★ ★ ☆ ☆ ☆）▶

3. 健身球臀桥（图 2.19 ~ 图 2.20）

仰卧在瑜伽垫上，双腿屈膝分开，与肩同宽，双脚踩在健身球上。核心收紧，抬起臀部，腰背挺直，身体与大腿呈一条直线，略微停顿后恢复到起始姿势。注意事项同臀桥。

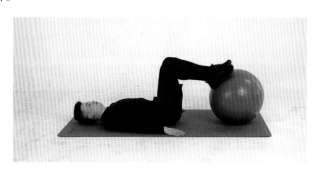

图 2.19　健身球臀桥（难度指数 ★ ★ ★ ☆ ☆）▶

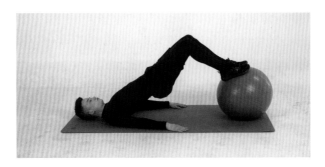

图 2.20　健身球臀桥（难度指数 ★ ★ ★ ☆ ☆）▶

4. 单腿臀桥（图 2.21～图 2.22）

仰卧在瑜伽垫上，右腿伸直，左腿屈膝，左脚踏于地面。核心收紧，将臀部抬离地面，腰背挺直，右侧大腿与身体呈一条直线，略微停顿后恢复到起始姿势。注意事项同臀桥。

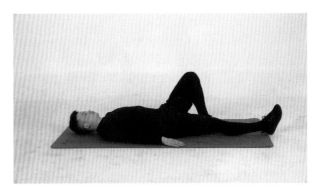

图 2.21　单腿臀桥（难度指数 ★ ★ ☆ ☆ ☆）▶

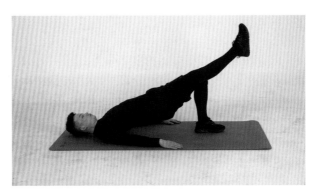

图 2.22　单腿臀桥（难度指数 ★ ★ ☆ ☆ ☆）▶

5. 臀桥（抱膝）（图 2.23 ~ 图 2.24）

仰卧在瑜伽垫上，抬起左腿，双手抱住左侧膝盖，右腿屈膝，右脚踏于地面。核心收紧，将臀部抬离地面，腰背挺直，右侧大腿与身体呈一条直线。略微停顿后恢复至起始位置。注意事项同臀桥。

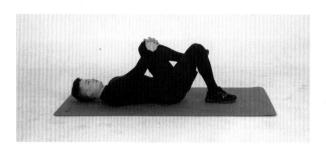

图 2.23　臀桥（抱膝）（难度指数 ★ ★ ☆ ☆ ☆）▶

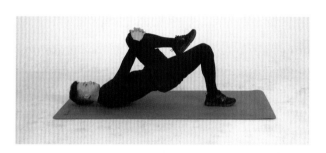

图 2.24　臀桥（抱膝）（难度指数 ★ ★ ☆ ☆ ☆）▶

6. 臀桥（推膝）（图 2.25 ~ 图 2.26）

仰卧在瑜伽垫上，左腿屈膝抬起，膝盖靠近胸部，右手掌放在左膝上。右腿屈膝，右脚踏于地面。将臀部抬起，同时右臂伸展，推左膝。核心收紧，腰背挺直，右侧大腿与身体呈一条直线。略微停顿后恢复至起始位置。注意事项同臀桥。

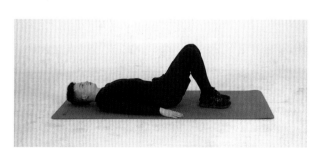

图 2.25　臀桥（推膝）（难度指数 ★ ★ ★ ☆ ☆）▶

15

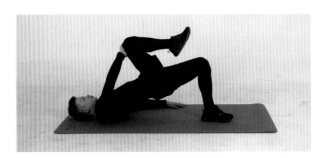

图 2.26　臀桥（推膝）（难度指数 ★ ★ ★ ☆ ☆）▶

7. 侧桥（图 2.27 ~ 图 2.28）

侧卧在瑜伽垫上，肘关节支撑地面，大臂与地面呈 90°。双腿伸直，双脚并拢。核心收紧，将臀部抬起，腰背挺直，保持稳定，身体呈一条直线。另一只手臂向上伸展。训练过程中，避免臀部下塌，保持均匀呼吸。

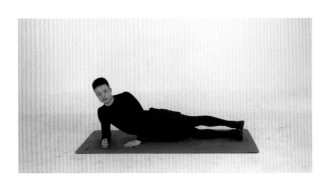

图 2.27　侧桥（难度指数 ★ ★ ☆ ☆ ☆）▶

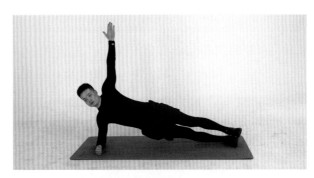

图 2.28　侧桥（难度指数 ★ ★ ☆ ☆ ☆）▶

8. 侧桥支撑抬臀（图 2.29 ~ 图 2.30）

侧卧在瑜伽垫上、肘关节支撑地面，大臂与地面呈 90°。另一只手叉腰。双腿伸直，双脚并拢，臀部下沉。核心收紧，将臀部抬高至最高点，腰背挺直，略微停顿后回到起始姿势。训练过程中，避免身体前后摆动。抬臀时呼气，下降时吸气。

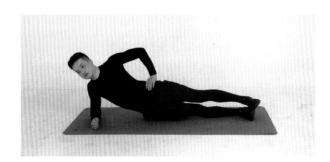

图 2.29　侧桥支撑抬臀（难度指数 ★ ★ ★ ☆ ☆ ）▶

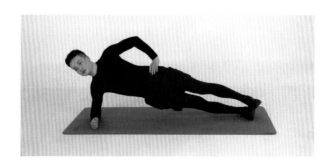

图 2.30　侧桥支撑抬臀（难度指数 ★ ★ ★ ☆ ☆ ）▶

9. 屈膝侧桥（图 2.31 ～图 2.32 ）

侧卧在瑜伽垫上，肘关节支撑地面，大臂与地面呈90°。另一只手臂向上伸直，双腿屈膝，双脚并拢，下方的小腿外侧着地。将臀部抬起，核心收紧，腰背挺直，保持稳定，身体与大腿呈一条直线。注意事项同侧桥。

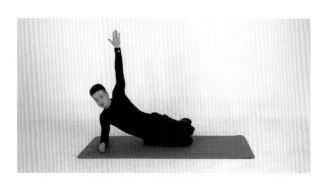

图 2.31　屈膝侧桥（难度指数 ★ ☆ ☆ ☆ ☆ ）▶

17

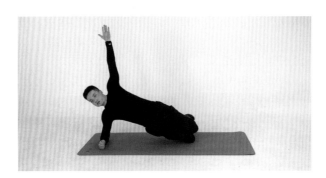

图 2.32　屈膝侧桥（难度指数 ★☆☆☆☆）▶

10. 侧桥（蚌式开合）（图 2.33 ~ 图 2.34）

侧卧在瑜伽垫上、肘关节支撑地面，大臂与地面呈 90°。另一只手叉腰，双腿屈膝，双脚并拢，下方小腿外侧着地。双膝外展打开，同时支撑起身体。核心收紧，腰背挺直，略微停顿后回到起始姿势。训练过程中，避免向前挺肚子，可将臀部向后移动。抬起时呼气，下落时吸气。

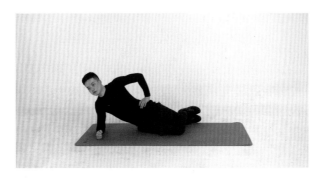

图 2.33　侧桥（蚌式开合）（难度指数 ★★★☆☆）▶

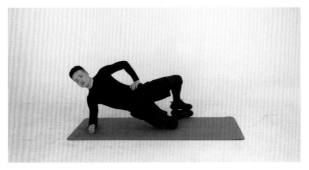

图 2.34　侧桥（蚌式开合）（难度指数 ★★★☆☆）▶

（三）桥式运动二

1. 平板支撑（图 2.35 ~ 图 2.36）

四点跪位于瑜伽垫上，手肘与肩同宽撑在地面上，大臂与地面呈 90°，前脚掌撑地，膝盖离地撑起身体，微微收住下巴。训练过程中保持脊柱中立位，即身体从头到脚呈一条直线，避免塌腰及上抬臀部，保持均匀呼吸。

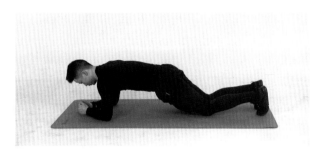

图 2.35 平板支撑（难度指数 ★ ★ ☆ ☆ ☆）▶

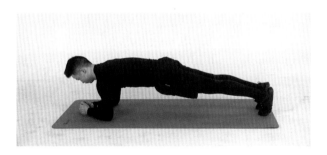

图 2.36 平板支撑（难度指数 ★ ★ ☆ ☆ ☆）▶

2. 直臂平板支撑（图 2.37 ~ 图 2.38）

四点跪位于瑜伽垫上，双手与肩同宽撑在地面上，前脚掌撑地，膝盖离地撑起身体，微微收住下巴。注意事项同平板支撑。

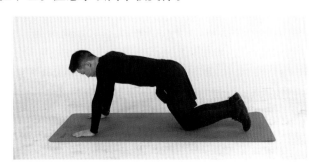

图 2.37 直臂平板支撑（难度指数 ★ ☆ ☆ ☆ ☆）▶

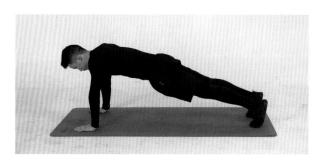

图 2.38　直臂平板支撑（难度指数 ★☆☆☆☆）▶

3. 锯式平板支撑（图 2.39 ~ 图 2.40）

四点支撑于瑜伽垫上，手肘与肩同宽，撑在地上，大臂与地面呈 90°，前脚掌撑地，膝盖离地撑起身体，微微收住下巴。脚尖蹬地，使身体小幅度前后移动。注意事项同平板支撑。

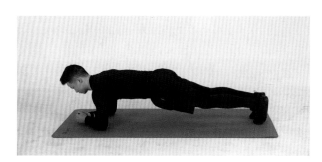

图 2.39　锯式平板支撑（难度指数 ★★★☆☆）▶

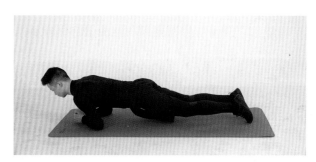

图 2.40　锯式平板支撑（难度指数 ★★★☆☆）▶

4. 健身球平板支撑（图 2.41 ~ 图 2.42）

趴在健身球上，双脚自然分开。手肘与肩同宽撑在健身球上，双手交叉握住，前脚掌撑地,膝盖离地撑起身体,微微收住下巴,保持平衡稳定。注意事项同平板支撑。

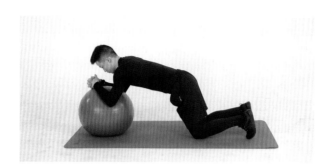

图 2.41 健身球平板支撑(难度指数 ★ ★ ★ ☆ ☆)▶

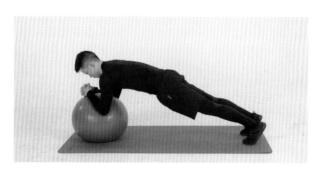

图 2.42 健身球平板支撑(难度指数 ★ ★ ★ ☆ ☆)▶

5. 平板支撑转体(图 2.43 ~ 图 2.44)

四点支撑于瑜伽垫上,手肘与肩同宽撑在地上,大臂与地面呈 90°,前脚掌撑地,膝盖离地撑起身体,微微收住下巴。身体从头到脚呈一条直线。肩关节和髋关节同时转向一侧,同时将该侧手臂展开伸直,略微停顿后回到起始姿势。两侧交替转体。训练过程中,避免塌腰及臀部下塌。转体时呼气,还原时吸气。

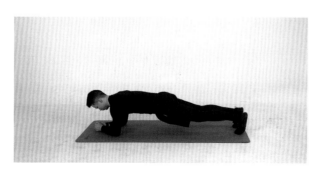

图 2.43 平板支撑转体(难度指数 ★ ★ ★ ★ ☆)▶

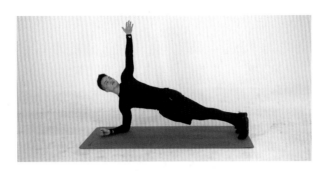

图 2.44 平板支撑转体（难度指数 ★ ★ ★ ★ ☆）▶

6. 动态平板支撑（图 2.45 ~ 图 2.46）

四点支撑于瑜伽垫上，手肘与肩同宽撑在地面上，大臂与地面呈 90°，前脚掌撑地，膝盖离地撑起身体，微微收住下巴。身体从头到脚呈一条直线。将手肘支撑转变为双手撑地，再由双手支撑变为肘支撑。动作过程中，身体保持稳定。训练过程中，避免塌腰及左右晃动。撑起时呼气，下降时吸气。

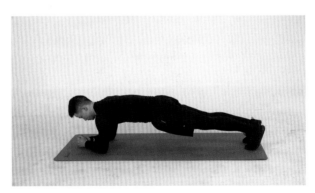

图 2.45 动态平板支撑（难度指数 ★ ★ ★ ★ ☆）▶

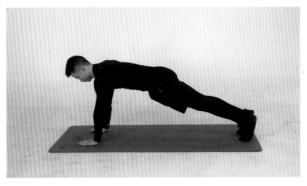

图 2.46 动态平板支撑（难度指数 ★ ★ ★ ☆ ☆）▶

7. 支撑交替摸肩（图 2.47 ~ 图 2.48）

四点支撑于瑜伽垫上，双手与肩同宽支撑在地面上，双脚分开，前脚掌撑地，膝盖离地撑起身体，微微收住下巴。身体从头到脚呈一条直线。保持身体稳定，抬起一侧手摸对侧肩膀，还原至起始姿势。双侧交替进行。训练过程中，避免塌腰，避免身体左右晃动。抬手时呼气，还原时吸气。

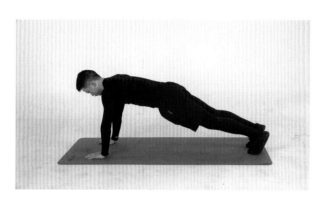

图 2.47　支撑交替摸肩（难度指数 ★ ★ ★ ☆ ☆ ）▶

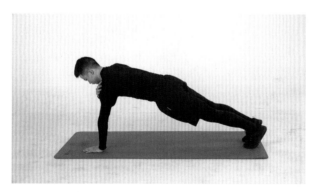

图 2.48　支撑交替摸肩（难度指数 ★ ★ ★ ☆ ☆ ）▶

8. 支撑交替伸上肢

四点支撑于瑜伽垫上，双手与肩同宽支撑在地面上，双脚分开，前脚掌撑地，膝盖离地撑起身体，微微收住下巴。身体从头到脚呈一条直线。保持身体稳定，抬起一侧手臂向前伸展，略微停顿后，还原至起始姿势。再向前伸展另一侧手臂，双侧交替进行。训练过程中，避免塌腰，避免身体左右晃动。伸手时呼气，还原时吸气。

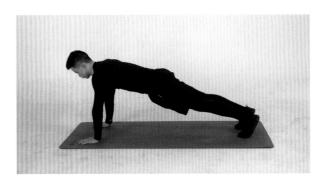

图 2.49　支撑交替伸上肢（难度指数 ★ ★ ★ ☆ ☆）▶

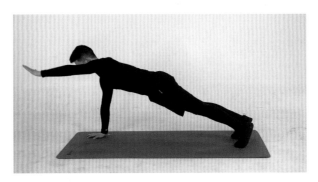

图 2.50　支撑交替伸上肢（难度指数 ★ ★ ★ ☆ ☆）▶

9. 支撑交替抬腿（图 2.51 ~ 图 2.52）

四点支撑于瑜伽垫上，双手与肩同宽支撑在地面上，双脚分开，前脚掌撑地，膝盖离地撑起身体，微微收住下巴。身体从头到脚呈一条直线。保持身体稳定，一侧腿向上抬，略微停顿后，还原至起始姿势。再向上抬另一侧腿，双侧交替进行。训练过程中，避免塌腰，避免身体左右晃动。抬腿时呼气，还原时吸气。

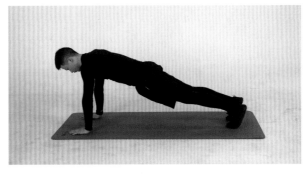

图 2.51　支撑交替抬腿（难度指数 ★ ★ ★ ★ ☆）▶

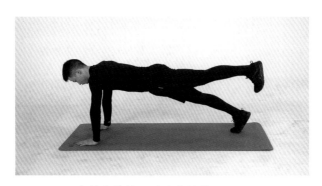

图 2.52　支撑交替抬腿（难度指数 ★ ★ ★ ★ ☆）▶

10. 对角线动态支撑（图 2.53 ~ 图 2.54）

　　四点支撑于瑜伽垫上，双手与肩同宽支撑在地面上，双脚分开，前脚掌撑地，膝盖离地撑起身体，微微收住下巴。身体从头到脚呈一条直线。保持身体稳定，抬起对侧手臂和腿，略微停顿后，还原至起始姿势。再向上抬另一侧手臂和腿，双侧交替进行。注意事项同支撑交替抬腿。

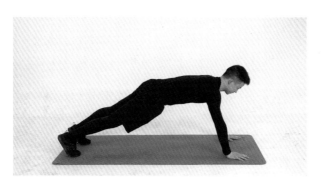

图 2.53　对角线动态支撑（难度指数 ★ ★ ★ ★ ★）▶

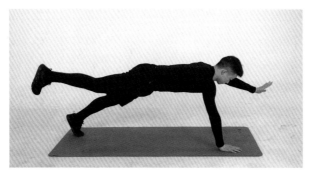

图 2.54　对角线动态支撑（难度指数 ★ ★ ★ ★ ★）▶

25

（四）鸟狗式（四足跪姿手脚伸展）

1. 四点支撑（图 2.55 ~ 图 5.56）

四点跪位于瑜伽垫上，双手双膝与肩同宽支撑在地面上，撑起身体。手臂与地面呈 90°，大腿与地面也呈 90°。身体与地面保持平行，稳定脊柱，保持中立位。保持均匀呼吸。

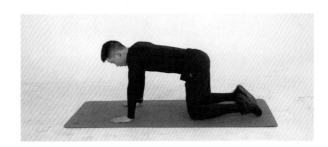

图 2.55　四点支撑（难度指数 ★ ☆ ☆ ☆ ☆）▶

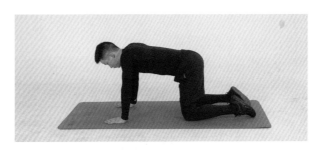

图 2.56　四点支撑（难度指数 ★ ☆ ☆ ☆ ☆）▶

2. 鸟式单侧上肢伸展（图 2.57 ~ 图 2.58）

四点跪位于瑜伽垫上，双手双膝与肩同宽支撑在地面上，撑起身体。四肢与地面呈 90°。身体与地面保持平行，稳定脊柱，保持中立位。轻柔抬起一侧手臂向前伸展，略微停顿后，还原至起始姿势。再伸展另一侧手臂，双侧交替进行。训练过程中，保持脊柱中立位。手臂不要高于肩。抬手时呼气，还原时吸气。

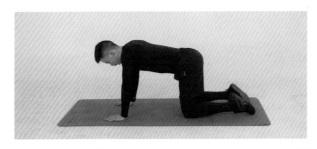

图 2-57　鸟式单侧上肢伸展（难度指数 ★ ★ ☆ ☆ ☆）▶

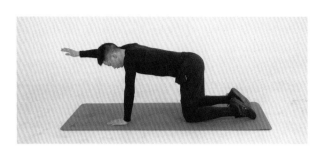

图 2.58 鸟式单侧上肢伸展（难度指数 ★ ☆ ☆ ☆ ☆）▶

3. 鸟式单侧下肢伸展（图 2.59 ~ 图 2.60）

四点跪位于瑜伽垫上，双手双膝与肩同宽支撑在地面上，撑起身体。四肢与地面呈 90°。身体与地面保持平行，稳定脊柱，保持中立位。一侧腿由足跟带动向后伸展，略微停顿后，还原至起始姿势。再向后伸展另一侧腿，双侧交替进行。训练过程中，保持脊柱中立位。腿不要高于髋。抬腿时呼气，还原时吸气。

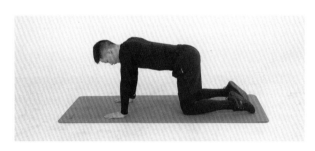

图 2.59 鸟式单侧下肢伸展（难度指数 ★ ★ ★ ☆ ☆）▶

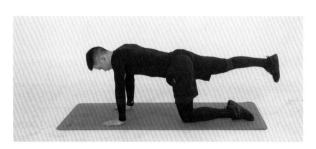

图 2.60 鸟式单侧下肢伸展（难度指数 ★ ★ ★ ☆ ☆）▶

4. 鸟狗式（图 2.61 ~ 图 2.62）

四点跪位于瑜伽垫上，双手双膝与肩同宽支撑在地面上，撑起身体。四肢与地面呈 90°。身体与地面保持平行，稳定脊柱，保持中立位。抬起一侧手臂和对侧腿，向远处伸展，略微停顿后，还原至起始姿势。再伸展另一侧手臂和腿，双侧交替进行。训练过程中，保持脊柱中立位。手臂不要高于肩，腿不要高于髋。抬起时呼气，还原时吸气。

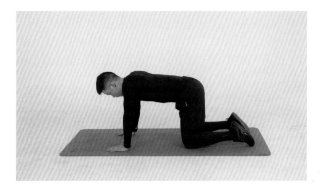

图 2.61　鸟狗式（难度指数 ★ ★ ★ ★ ☆ ）▶

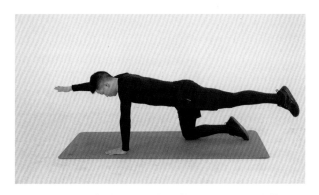

图 2.62　鸟狗式（难度指数 ★ ★ ★ ★ ☆ ）▶

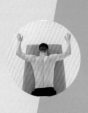

第三章
颈部肌群训练

一、颈部肌群训练概述

颈部肌肉是人们在颈部运动中完成动作的主动肌和拮抗肌，它们对脊椎的稳定起到至关重要的作用。颈部肌群训练可增强颈部活动能力，提升脊柱稳定性，是预防颈部损伤的有效措施。

二、颈部肌群训练的原则

颈部训练时，需要注意三大原则：第一，正确的呼吸方式。保持正常的胸 – 腹式呼吸，鼻子吸气，嘴巴呼气，训练过程中避免憋气。第二，正确的姿势。训练时脊柱保持在中立位，保持正常的生理弯曲，避免对脊柱带来不当的剪切力。第三，姿势矫正可在不同体位下进行。按照从易到难的顺序进行，即仰卧位、有支持坐位、无支持坐位、站立位。颈椎区域的侧重点主要是激活控制颈椎轴向伸直的肌肉。

三、颈部肌群训练的适应证与禁忌证

（一）适应证

颈肌劳损，颈椎关节突综合征，颈型颈椎病，神经根型颈椎病。

（二）禁忌证

除运动治疗的一般禁忌证外，还包括脊柱骨折未处理或未愈合、脊柱结核、脊柱肿瘤等。

四、颈部肌群训练动作（所有训练均配有示范视频）

（一）颈椎稳定性训练

1. 站立位颈屈肌强化训练（图 3.1）

动作要点：站立位，将两手掌置于前额，以点头方式将前额下压但不移动。阻力以耐受为主，可由轻及重递进。

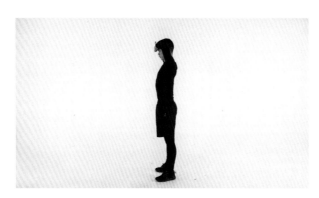

图 3.1　颈屈肌训练 ▶

2. 站立位颈伸肌强化训练（图 3.2a～b）

动作要点：站立位，将两手掌置于头部后侧上方，头向后方施压，但双手不移动。该动作也可在坐位下进行，将毛巾放于枕后与头之间，头向后方施压。阻力以耐受为主，可由轻及重递进。

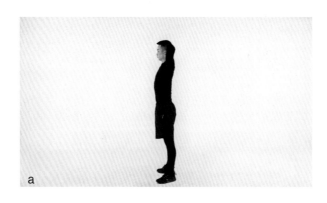

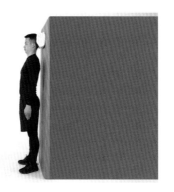

图 3.2　颈伸肌训练 ▶

（二）动态稳定性训练

1. 强调颈屈肌的动态稳定性训练（图 3.3）

动作要点：仰卧位，先进行缓慢的点头动作，10 秒 ×10 次重复，再将颈椎保持在中立位置并保持，做上肢的各方向抗阻运动，从肢体阻力开始进阶到可持重物或弹性阻力。

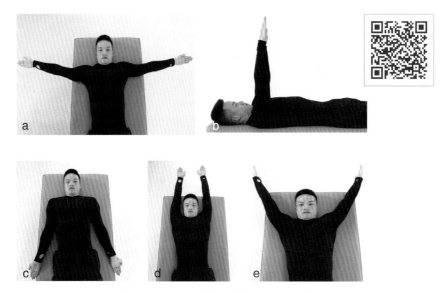

图 3.3　强调颈屈肌的动态稳定性训练 ▶

2. 强调颈伸肌的动态稳定性训练（图 3.4）

动作要点：俯卧位，将前额抬离运动垫，10 秒 ×10 次重复，再将颈椎保持在中立位置并保持，做上肢的各方向抗阻运动，从肢体阻力开始进阶到可持重物或弹性阻力。

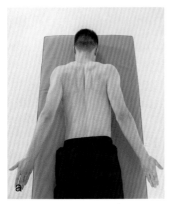
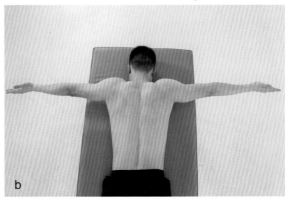
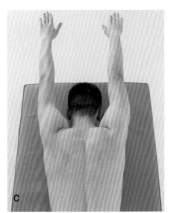
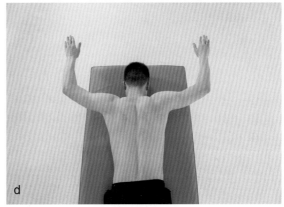

图 3.4　强调颈伸肌的动态稳定性训练 ▶

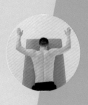

第四章
力量训练

一、力量训练概述

肌肉力量是人体活动的动力。在肢体运动的过程中，关节起到"轴"的作用，骨骼起到"杠杆"的作用，而肌肉则承担"动力"的作用。

力量训练有以下三个好处：第一，可以减少运动损伤和疼痛；第二，可以使肌肉围度增长和肌肉力量增强；第三，可以改善神经支配能力，增加运动单位的募集，使更多的肌纤维参与动作。力量训练可提升全身肌肉的力量和耐力，有效预防颈腰痛的发生。

力量训练中的三大王牌训练动作，它们分别是卧推、深蹲和硬拉。这三项力量训练十分重要，其主要原因在于：首先，这三项训练动作都属于多个关节联动的复合动作，同时参与动作的肌肉比较多；第二，由于是多关节联动动作，这些动作同时可调动多个大肌群，可以承受更大的负荷重量，从而更好地促进整体力量的发展；第三，由于多肌肉群的参与，三大力量训练可以使全身肌肉协调发展。

在力量训练时要做到安全训练，重视训练前热身、训练后拉伸和放松。进行力量训练之前可以先进行 10~15min 的常规热身运动，如慢跑、开合跳。辅助进行一些动态拉伸，如抱膝走、弓步走、高抬腿走等，以增加关节灵活性和稳定性。力量训练可以从一到两组轻负荷的专项热身运动开始。这样的热身可以使体温逐渐升高，增加所训练肌肉的血液供应，激活相关的肌肉，并提高身体的灵活性。除了训练前动态拉伸外，力量训练后同样需要进行全身的静态拉伸，放松紧张的肌肉，以缓解训练后的肌肉酸痛。筋膜枪、筋膜球、泡沫轴可以帮助梳理训练后紧张的肌肉。

二、力量训练的原则

力量训练三大原则：第一，超负荷原则。力量训练的负荷由负荷强度、负荷量和训练频率决定。通常，只要不超出人体的承受能力，运动的负荷越大，肌肉的生理反应也越大，反复的训练有助于运动员肌肉的适应性。第二，个体性原则。训练计划应因人而异，根据不同需求制定不同的训练方案。第三，练习顺序原则。训练过程中应考虑前后练习动作的科学性和合理性，先练大肌群，后练小肌群；先练多关节肌肉，后练单关节肌肉；单一肌群训练时，大强度训练在前，小强度训练在后。

三、力量训练的适应证与禁忌证

（一）适应证

肌肉长度与肌力失衡导致的疼痛、肌力失衡所致的姿势异常、肌力减退、耐力减退、肌肉萎缩。

（二）禁忌证

局部炎症、局部疼痛、严重心肺疾病、骨折未经处理或未愈合、严重骨质疏松有骨折风险者。

四、力量训练动作（所有训练均配有示范视频）

（一）深　蹲

1. 徒手深蹲（图 4.1 ~ 图 4.2）

腰背挺直，双脚分开与肩同宽，膝盖与脚尖方向一致，不要内扣。手臂前平举，掌心相对。下蹲时动作自然流畅，臀部向后下移动，至最低点时大腿与地面近似平行，然后起身还原，全程保持腰背挺直。训练过程中，保持呼吸频率，不要屏气；下蹲时吸气，起身时呼气。

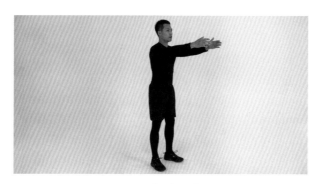

图 4.1　徒手深蹲 ▶

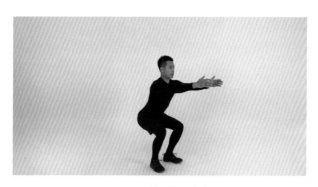

图 4.2　徒手深蹲 ▶

2. 相扑深蹲（图 4.3 ~ 图 4.4）

双脚分开约两倍于肩宽，脚尖朝向斜前方，膝盖与脚尖方向一致，双手交叉握置于胸口。下蹲时臀部稍微向后坐，下蹲到大腿约平行于地面，然后起身还原，全程保持腰背挺直。注意事项同徒手深蹲。

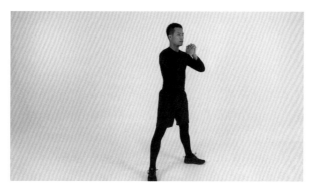

图 4.3　相扑深蹲 ▶

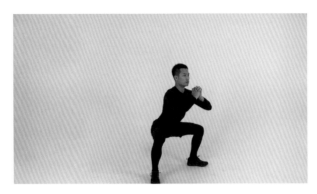

图 4.4　相扑深蹲 ▶

3. 弹力带深蹲（图 4.5 ~ 图 4.6）

　　双脚分开，与肩同宽，将弹力带绑于双腿膝盖附近，双臂前平举至水平，掌心相对。上半身尽可能挺直，下蹲时膝盖外张，尽力保持膝盖与脚尖方向一致，臀部稍微向后坐，蹲到大腿平行地面时即可站起。注意事项同徒手深蹲。

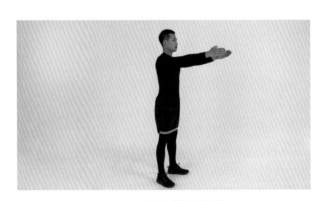

图 4.5　弹力带深蹲 ▶

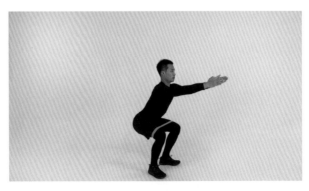

图 4.6　弹力带深蹲 ▶

4. 箱式深蹲（图 4.7 ~ 图 4.8）

自然站立，双脚分开与肩同宽，椅子放于身后；臀部缓慢向后推并向下蹲，蹲至臀部触碰椅子边缘，同时手臂前平举。略作停顿后，臀部发力站起还原至起始状态。坐在椅子边缘时，膝盖不要超过脚尖，全程保持腰背挺直。注意事项同徒手深蹲。

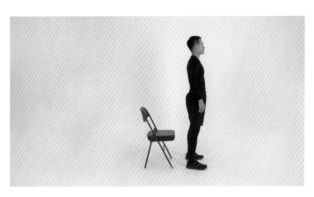

图 4.7　箱式深蹲 ▶

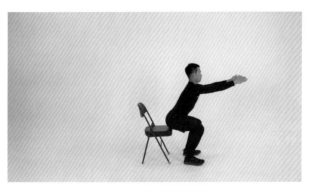

图 4.8　箱式深蹲 ▶

5. 保加利亚深蹲（图 4.9 ~ 图 4.10）

右侧单脚站立，左脚脚面搭在椅子边沿，双手叉腰尽可能放松，如果站不稳，可以扶着桌子或其他固定物。右腿屈膝下蹲，至大腿与地面平行，膝盖不超过脚尖；背部挺直，脚后跟发力站起。注意事项同徒手深蹲。

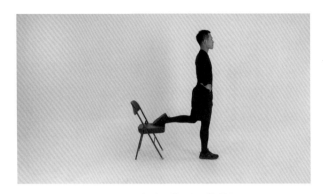

图 4.9　保加利亚深蹲 ▶

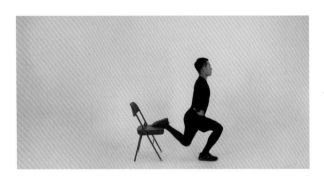

图 4.10　保加利亚深蹲 ▶

6. 高脚杯深蹲（图 4.11 ~ 图 4.12）

双脚分开与肩同宽，双手握着一只哑铃的一端，放于胸口。臀部缓慢向后推并向下蹲，蹲至大腿与地面平行，稍作停顿，臀部收缩发力站起。动作过程中保持腰背挺直，膝盖朝向脚尖方向。注意事项同徒手深蹲。

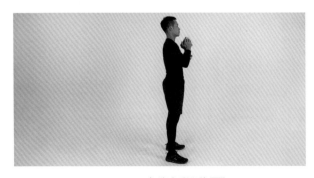

图 4.11　高脚杯深蹲 ▶

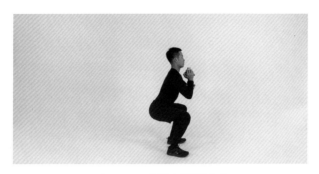

图 4.12   高脚杯深蹲 ▶

7. 壶铃深蹲（图 4.13 ~ 图 4.14）

双脚开立，腰背挺直，双手握住壶铃的把手放在胸前。下蹲至大腿接近于地面平行，稍作停顿，臀部收缩发力站起。动作过程中保持腰背挺直，膝盖朝向脚尖方向。注意事项同徒手深蹲。

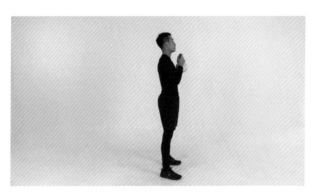

图 4.13   壶铃深蹲 ▶

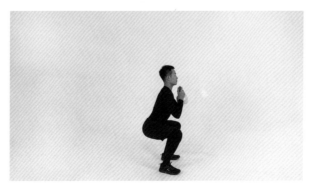

图 4.14   壶铃深蹲 ▶

8. 杠铃深蹲（图 4.15～图 4.16）

双脚比肩稍宽站立，脚尖与膝盖同方向，全程保持腰背挺直，双臂握住杠铃放于颈后。缓慢下蹲，从侧面看膝盖尽量不要超过脚尖，蹲至大腿与地面平行。起身时脚趾抓地挺髋蹲起，重心始终位于脚底中部，腰腹背始终收紧。注意事项同徒手深蹲。

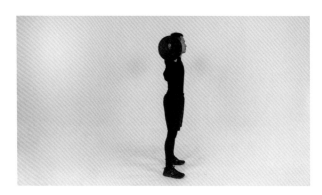

图 4.15　杠铃深蹲 ▶

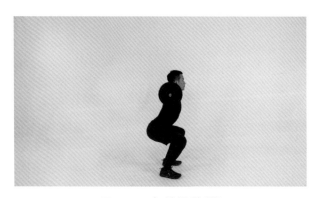

图 4.16　杠铃深蹲 ▶

9. 杠铃颈前深蹲（图 4.17～图 4.18）

双脚比肩稍宽站立，脚尖与膝盖同方向，全程保持腰背挺直。双臂屈臂，大臂与地面平行，将杠铃放于肩部，双手手指勾住杠铃。缓慢下蹲，从侧面看膝盖尽量不要超过脚尖，蹲至大腿与地面平行，起身时脚趾抓地挺髋蹲起，重心始终位于脚底中部，腰腹背始终收紧。注意事项同徒手深蹲。

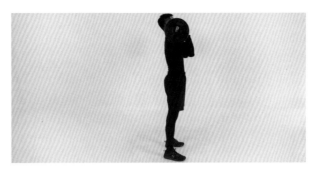

图 4.17 杠铃颈前深蹲 ▶

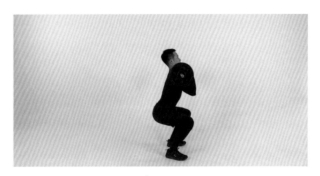

图 4.18 杠铃颈前深蹲 ▶

（二）硬 拉

1. 单腿硬拉（图 4.19 ~ 图 4.20）

身体保持直立，重心移到左侧，左腿微屈，右腿向后抬起。上身挺直并向前屈，使躯干与右腿保持在同一直线上，尽可能与地面平行，手自然下垂，手指伸直。还原时躯干与右腿迅速还原到初始位置，动作全程保持腰背挺直。训练过程中，保持呼吸频率，不要屏气，俯身时吸气，起身时呼气。

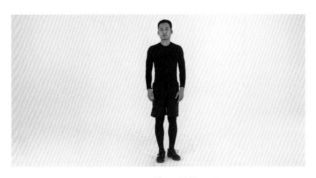

图 4.19 单腿硬拉 ▶

41

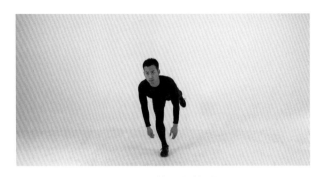

图 4.20   单腿硬拉 ▶

2. 屈腿单腿硬拉（图 4.21 ~ 图 4.22）

身体保持直立，重心移到左侧，左腿微屈，右腿微屈向后抬起。上身挺直并向前屈，至躯干与地面近似平行的位置，双手自然下垂，手指伸直。还原时躯干与右腿迅速还原到初始位置，动作全程保持腰背挺直。注意事项同单腿硬拉。

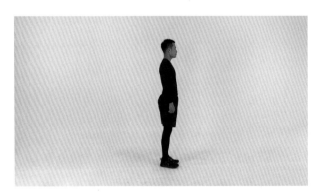

图 4.21   屈腿单腿硬拉 ▶

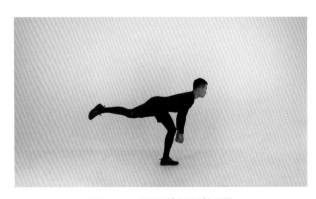

图 4.22   屈腿单腿硬拉 ▶

3. 哑铃硬拉（图 4.23 ~ 图 4.24）

双脚分开，与肩同宽，双手握住哑铃，拳心朝内。下降时肩部下沉向后收紧，下背部绷紧挺直，膝盖微屈，下至手肘窝高度接近膝盖即可。脚后跟蹬地带动拉起哑铃，哑铃过膝后收紧臀部站直身体，哑铃贴着大腿小腿两侧运动，全程保持腰背挺直。注意事项同单腿硬拉。

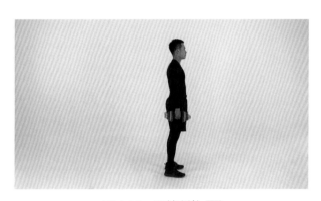

图 4.23　哑铃硬拉 ▶

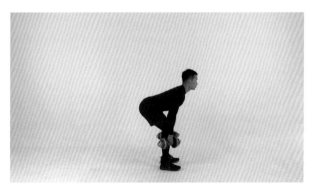

图 4.24　哑铃硬拉 ▶

4. 哑铃直腿硬拉（图 4.25 ~ 图 4.26）

双脚分开与肩同宽，收紧腹部核心，肩膀后缩下沉。双手对握哑铃，拳心相对，大臂贴紧身体。保持膝关节挺直，哑铃下放至脚踝附近，同时旋转手臂至拳眼相对，收紧臀部带动身体站直，拉起后，肩胛骨后缩，夹紧臀部，全程保持腰背挺直。训练过程中，保持呼吸频率，不要屏气，拉起时呼气，下放时吸气。

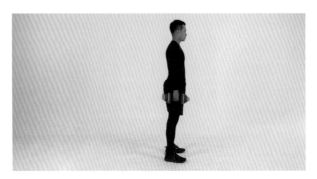

图 4.25　哑铃直腿硬拉 ▶

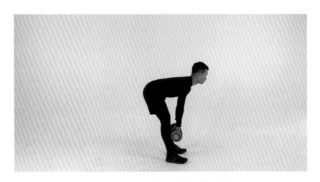

图 4.26　哑铃直腿硬拉 ▶

5. 壶铃相扑硬拉（图 4.27 ~ 图 4.28）

双脚分开，站距约为 1.5 倍肩宽，将壶铃放在双脚之间。挺直腰背，屈膝俯身，双手位于身体前侧，臀腿发力拉起壶铃，直至身体直立。然后稍作停留后还原。注意事项同哑铃直腿硬拉。

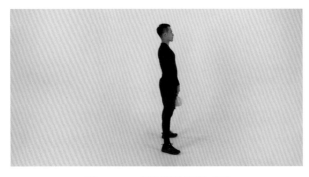

图 4.27　壶铃相扑硬拉 ▶

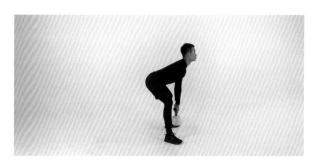

图 4.28　壶铃相扑硬拉 ▶

6. 杠铃硬拉（图 4.29 ~ 图 4.30）

双脚与肩同宽，杠铃贴近小腿前侧，肩部下沉向后收紧，下背部绷紧挺直，手肘窝置于膝盖两侧，双肩位于杠铃正上方。脚后跟蹬地带动拉起杠铃，杠铃过膝后收紧臀部站直身体，杠铃贴着大腿小腿运动，保持背部挺直，顺势下蹲将杠铃落至地面。注意事项同哑铃直腿硬拉。

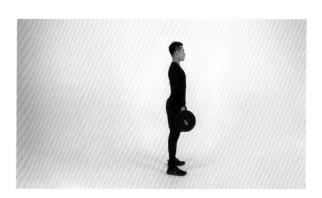

图 4.29　杠铃硬拉 ▶

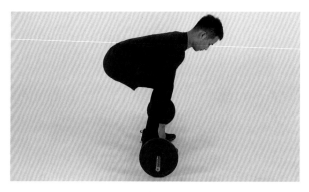

图 4.30　杠铃硬拉 ▶

7. 杠铃直腿硬拉（图 4.31 ~ 图 4.32）

双脚与肩同宽，杠铃下放至略低于膝盖，膝盖挺直，全程保持稳定不动。脚后跟蹬地带动拉起杠铃，拉起后，肩胛骨后缩，夹紧臀部，注意全程保持背部挺直。注意事项同哑铃直腿硬拉。

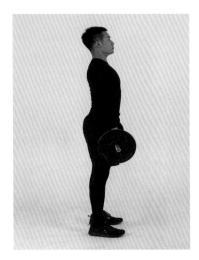

图 4.31　杠铃直腿硬拉 ▶

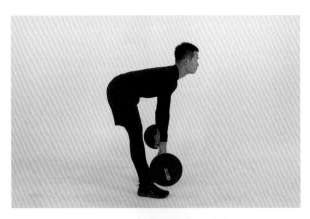

图 4.32　杠铃直腿硬拉 ▶

8. 杠铃罗马尼亚硬拉（图 4.33 ~ 图 4.34）

双脚与肩同宽，杠铃下放至略低于膝盖，膝盖屈曲。脚后跟蹬地带动拉起杠铃，杠铃过膝后收紧臀部站直身体，杠铃贴着大腿小腿运动，拉起后，肩胛骨后缩，夹紧臀部，注意全程保持背部挺直。注意事项同哑铃直腿硬拉。

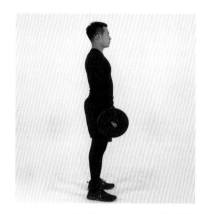

图 4.33　杠铃罗马尼亚硬拉 ▶

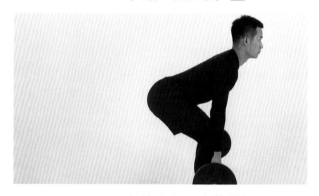

图 4.34　杠铃罗马尼亚硬拉 ▶

（三）卧　推

1. 俯卧撑（图 4.35 ~ 图 4.36）

双臂分开，双手与肩同宽，这个宽度主要训练胸大肌，双脚并拢，脚尖着地。腰腹、臀部、腿部肌肉收紧，保持颈、背、臀及腿在一条直线上。屈肘让重心下降至胸部快贴近地面 1 cm 的位置，稍停，再集中力量快速推起。训练过程中，保持呼吸频率，不要屏气，俯身时吸气，起身时呼气。

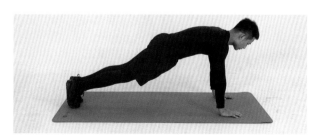

图 4.35　俯卧撑 ▶

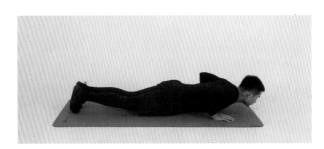

图 4.36　俯卧撑 ▶

2. 窄距俯卧撑（图 4.37 ~ 图 4.38）

双臂分开，双手略窄于肩，这个宽度主要训练胸大肌的中缝和手臂肱三头肌。双脚并拢，脚尖着地，收紧腰腹、臀部及腿部肌肉。保持项、背、臀及腿在一条直线上，屈肘让重心下降至胸部快贴近地面 1 cm 的位置，稍停，再集中力量快速推起。注意事项同俯卧撑。

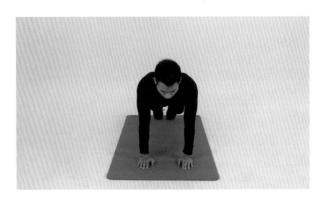

图 4.37　窄距俯卧撑 ▶

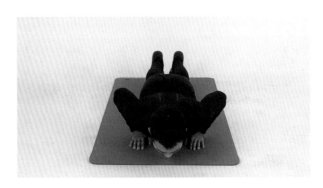

图 4.38　窄距俯卧撑 ▶

3. 宽距俯卧撑（图 4.39 ~ 图 4.40）

双臂分开，双手略宽于肩，这个宽度主要训练胸大肌的外侧和肩膀。双脚并拢，脚尖着地，收紧腰腹、臀部及腿部肌肉。保持项、背、臀及腿在一条直线上，屈肘让重心下降至胸部快贴近地面 1 cm 的位置，稍停，再集中力量快速推起。注意事项同俯卧撑。

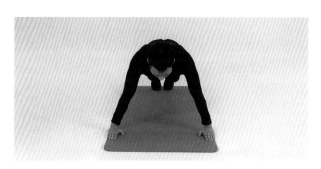

图 4.39　宽距俯卧撑 ▶

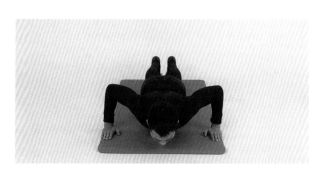

图 4.40　宽距俯卧撑 ▶

4. 俯卧撑单臂抬起（图 4.41 ~ 图 4.42）

双臂分开，双手与肩同宽，双脚并拢，脚尖着地，收紧腰腹、臀部及腿部肌肉，保持项、背、臀及腿在一条直线上。屈肘让重心下降至胸部快贴近地面 1 cm 的位置，稍停，再集中力量快速推起，抬起时左手指向前方，右手正对胸口撑地，身体保持直线，左手回落；再次俯卧后，右手抬起，左右交替。注意事项同俯卧撑。

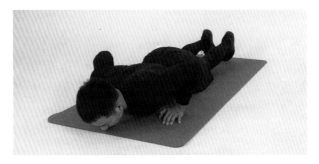

图 4.41　俯卧撑单臂抬起 ▶

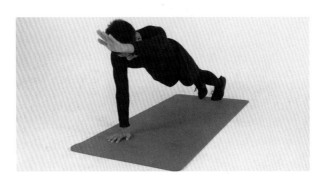

图 4.42　俯卧撑单臂抬起 ▶

5.哑铃卧推（图 4.43 ~ 图 4.44）

仰卧于平板凳上，双脚踩实地面，臀部收紧，绷紧腹部，肩胛骨后缩下沉使上背平贴凳子，小臂垂直地面举起哑铃在身体两侧。胸部发力，使上臂向身体中间靠拢，在最高点肘关节微弯，稍作停留，肩膀始终后缩下沉，缓慢下落，小臂始终垂直地面，下落至哑铃下沿与胸部在同一高度，稍作停顿。训练过程中，保持呼吸频率，不要屏气，下放吸气，上推呼气。

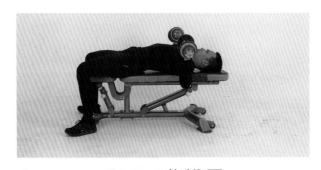

图 4.43　哑铃卧推 ▶

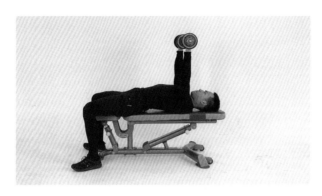

图 4.44　哑铃卧推 ▶

6. 哑铃钻石卧推（图 4.45 ～图 4.46）

仰卧于平板凳上，双脚踩实地面，臀部收紧，绷紧腹部，肩胛骨后缩下沉使上背平贴凳子，双手握住哑铃，拳心朝内，手臂贴近身体两侧。胸部发力向上推起哑铃，在最高挤压胸部，稍作停留后还原，肩膀始终后缩下沉。注意事项同哑铃卧推。

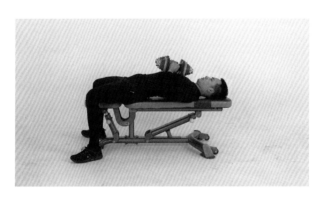

图 4.45　哑铃钻石卧推 ▶

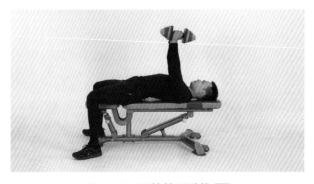

图 4.46　哑铃钻石卧推 ▶

7. 小哑铃臀桥支撑卧推（图 4.47 ~图 4.48）

躺在瑜伽垫上，屈膝，双腿分开与肩同宽，双脚脚跟触地。核心收紧，臀大肌发力向上顶起至大腿与躯干呈一条直线，上背部支撑，肩胛骨后缩下沉。小臂垂直地面，发力推起时大臂向身体靠紧，顶端略作停顿。训练过程中，保持呼吸频率，不要屏气，下放吸气，上推呼气。注意事项同哑铃卧推。

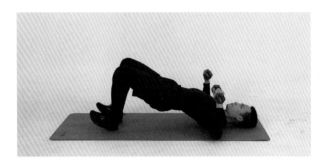

图 4.47　小哑铃臀桥支撑卧推 ▶

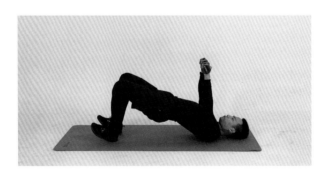

图 4.48　小哑铃臀桥支撑卧推 ▶

8. 杠铃卧推（图 4.49 ~图 4.50）

杠铃位于眼睛正上方，双手比肩稍宽握住杠铃。双脚踩实地面，臀部收紧，绷紧腹部，肩胛骨后缩下沉使上背平贴凳子。发力将杠铃移至锁骨正上方，缓慢下落至胸肌正上方，杠铃与身体间隔 1~2 cm。在底部稍作停顿后，发力推起至锁骨正上方，上背仍然平贴凳子，最后一次结束后，将杠铃放回固定架上。注意事项同哑铃卧推。

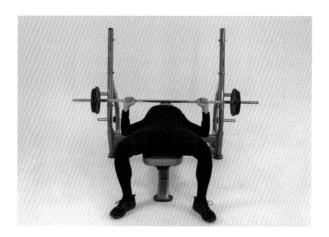

图 4.49 杠铃卧推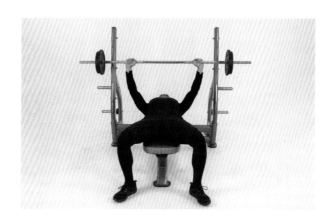

图 4.50 杠铃卧推 ▶

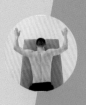

第五章
拉伸训练

一、拉伸训练概述

拉伸训练是通过移动身体至某一特定位置，从而达到调整肌肉张力以及提高关节活动度的运动训练。

拉伸通常分为动态拉伸、静态拉伸以及弹振拉伸。动态拉伸是指利用多组连续动作去伸展相应的关节和肌肉群，可以让身体的各个关节和肌肉群充分升温，提高肌肉弹性。静态拉伸则是对肌肉、肌腱施加一定的力量使其拉伸延长，这样一来可以拉长紧张、缩短的肌肉，恢复肌肉弹性，减少扳机点疼痛发作。弹振拉伸是一种有节奏的反复拉伸运动。

人体动作系统中常因肌肉紧张或肌纤维排列不当而引发炎症、肌肉痉挛、粘连、神经肌肉控制改变和肌肉失衡，并开始形成累积性损伤循环。对长期伏案或保持同一姿势的人群而言，长期姿势不良、活动减少，影响血液循环，导致肌肉痉挛或挛缩，压迫神经末梢，从而加重肌力失衡和疼痛。拉伸可以放松紧张的肌肉及筋膜，调整肌肉张力，提高关节活动度，以上这些对于预防颈腰痛、改善身体不良姿势，都有着非常重要的作用。

二、拉伸训练的原则

拉伸训练三大原则：第一，正确的呼吸方式。保持正常的腹式呼吸，训练过程中避免憋气，终末位置维持 1~2 个呼吸循环。第二，拉伸时不要出现明显的疼痛感。在安全的前提下，循序渐进进行施压。第三，注意训练细节，避免运动损伤。

三、拉伸训练的适应证和禁忌证

（一）适应证

延迟性肌肉酸痛、肌肉失衡、肌肉僵硬。

（二）禁忌证

骨折、开放性伤口、严重的骨质疏松、深层静脉栓塞、感觉异常、严重心肺疾病、脊柱结核、脊柱肿瘤等。

四、拉伸训练动作（所有训练均配有示范视频）

（一）动态拉伸

1. 高抬腿走（图 5.1 ～图 5.2）

身体自然直立，挺胸抬头，目光水平向前。首先右腿轻微屈曲，将身体重心放在右下肢上。抬起左下肢，双手抱紧左侧小腿，将膝盖贴近胸部。稳定后伸直右侧支撑腿，踮起脚尖，身体向上伸展。回到直立位，换左腿支撑伸展，两侧交替进行。训练过程中，保持身体平衡与稳定并尽量向上伸展。

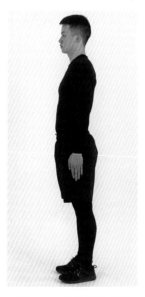 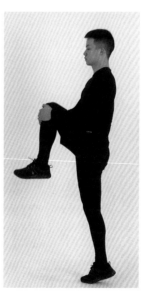

图 5.1　高抬腿走 ▶　　　图 5.2　高抬腿走 ▶

2.摇篮抱腿走（图 5.3 ~ 图 5.4）

身体直立，挺胸抬头。首先双膝关节轻微屈曲，双手握住右踝关节及右小腿，贴近左侧大腿，右膝关节向外，将身体重心放在左下肢上。稳定后伸直左侧支撑腿，踮起脚尖，身体向上伸展。回到直立位，换右腿支撑伸展，两侧交替进行。注意事项同高抬腿走。

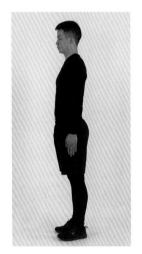 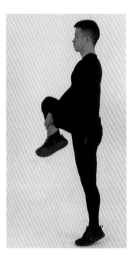

图 5.3　摇篮抱腿走 ▶　　图 5.4　摇篮抱腿走 ▶

3.后踢腿走（图 5.5 ~ 图 5.6）

身体自然直立，挺胸抬头，目光水平向前。首先双膝关节轻微屈曲，左手握住左踝关节，将左脚尽量靠近左臀部，右手上举，将身体重心放在右下肢上。姿态稳定后伸直右侧支撑腿，踮起脚尖，身体向上伸展。回到直立位，换左腿支撑伸展，两侧交替进行。注意事项同高抬腿走。

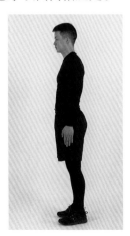 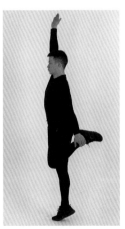

图 5.5　后踢腿走 ▶　　图 5.6　后踢腿走 ▶

4. 后弓箭步走（图 5.7 ~ 图 5.8）

　　身体直立，挺胸抬头。首先左腿向后撤一大步，左膝关节跪地，呈右弓箭步姿态，双上肢向上用力伸展。将双手放在右脚两侧，抬起臀部，伸直左腿，进行拉伸。维持 1~2 个呼吸循环后，先恢复弓箭步姿态，再恢复直立位。换左弓箭步姿态，进行对侧拉伸，两侧交替进行。训练过程中，手臂尽可能向上伸展。

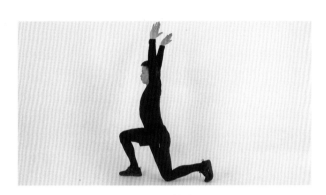

图 5.7　后弓箭步走 ▶

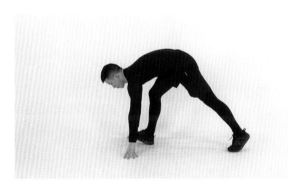

图 5.8　后弓箭步走 ▶

5. 向后直腿硬拉走（图 5.9 ~ 图 5.10）

　　身体直立，挺胸抬头。首先双膝轻微屈曲，然后以左髋关节为旋转中心，俯身，双上肢向前伸展，右下肢向后伸展，尽量保持水平位。维持 1~2 个呼吸循环后，向后恢复直立位。换右侧腿支撑，重复上述动作，两侧交替进行。训练过程中，核心收紧，保持身体稳定。

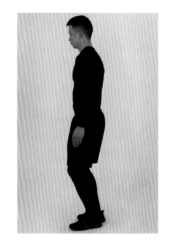

图 5.9 向后直腿硬拉走 ▶

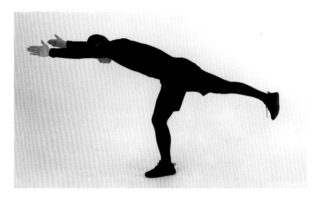

图 5.10 向后直腿硬拉走 ▶

6. 侧步伸展（图 5.11 ~ 图 5.12）

身体直立，挺胸抬头。首先向左侧向迈步，双脚距离为两倍肩宽，脚尖朝前，挺胸核心收紧。臀部向左侧斜后方下压，身体前倾，双臂向前伸展。回到直立位。换右侧侧向迈步，两侧交替进行。训练过程中，保持全脚掌着地，膝盖与脚尖方向一致。

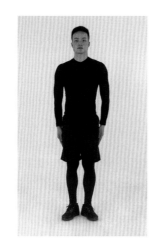

图 5.11　侧步伸展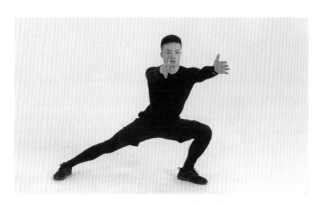

图 5.12　侧步伸展 ▶

7. 前弓步伸展（图 5.13 ~ 图 5.14）

身体直立，挺胸抬头。左腿向前迈步，弓步下压。双上肢上举，拉动身体向左侧后方向伸展。向前回到直立位。换右侧腿向前迈步，两侧交替进行。训练过程中，双上肢尽量靠近双耳，向上充分伸展，使腹部充分拉伸。

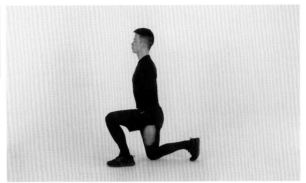

图 5.13 前弓步伸展 ▶

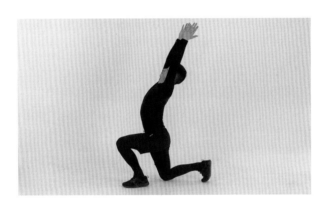

图 5.14 前弓步伸展 ▶

（二）颈肩部及上肢拉伸

1. 颈前部拉伸（图 5.15 ~ 图 5.16）

身体自然直立，腰背挺直，核心收紧。向上抬头，下巴朝向天花板。双手竖起大拇指，用大拇指托住下巴并向上拉伸。训练过程中，用大拇指辅助头部上抬到最大幅度。

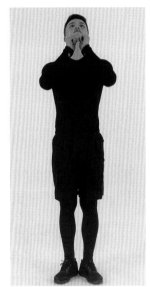
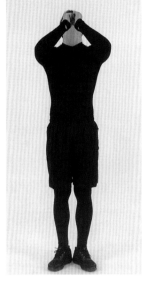

图 5.15　颈前部拉伸 ▶　　图 5.16　颈前部拉伸 ▶

2. 肩胛提肌拉伸（图 5.17 ~ 图 5.18）

身体自然直立，腰背挺直，核心收紧。头部向右前方转 45° 低头。右手放在头部左侧并轻轻向右下方用力。回到直立位，两侧交替进行。训练过程中，保持自然呼吸，下压力度不宜过大。

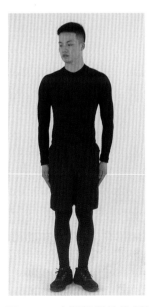
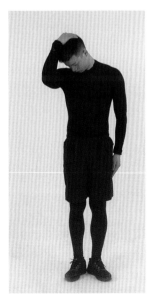

图 5.17　肩胛提肌拉伸 ▶　　图 5.18　肩胛提肌拉伸 ▶

3. 斜方肌拉伸（图 5.19 ~ 图 5.20）

身体自然直立，腰背挺直，核心收紧。右手放在头部左侧并轻轻向右侧方用力。回到直立位，两侧交替进行。注意事项同肩胛提肌拉伸。

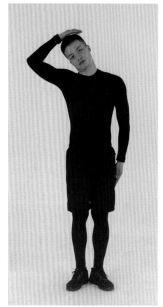 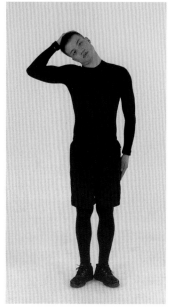

图 5.19　斜方肌拉伸 ▶　　图 5.20　斜方肌拉伸 ▶

4. 肩前侧拉伸（图 5.21 ~ 图 5.22）

坐于瑜伽垫上，双臂紧贴躯干向后伸展，肘部微屈，手指朝向正后方，挺胸，后缩肩胛骨，感受肩部前侧的拉伸感。训练过程中，挺胸抬头，保持均匀呼吸。

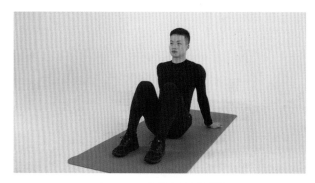

图 5.21　肩前侧拉伸 ▶

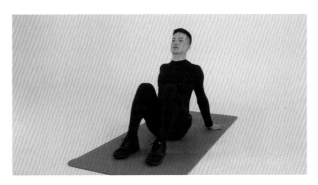

图 5.22　肩前侧拉伸 ▶

5. 肩后侧拉伸（图 5.23 ~ 图 5.24）

身体自然直立，腰背挺直，核心收紧。左臂前伸环抱于胸前，右前臂环绕左臂肘关节，并逐渐发力将左臂向身体拉近。回到直立位，两侧交替进行。训练过程中，保持躯干稳定。

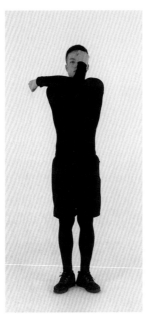

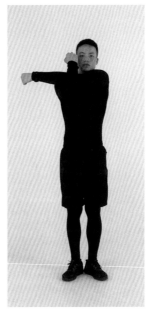

图 5.23　肩后侧拉伸 ▶　　图 5.24　肩后侧拉伸 ▶

6. 上臂后侧拉伸（图 5.25 ~ 图 5.26）

身体自然直立，腰背挺直，核心收紧。左臂上举至左耳边，左侧肘关节最大幅度屈曲。右臂扶在左侧肘关节上，向右后方逐渐发力牵拉。回到直立位，两侧交替进行。注意事项同肩后侧拉伸。

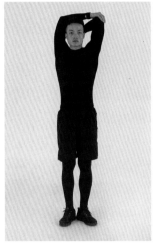
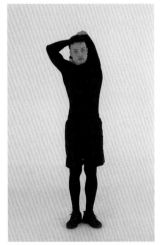

图 5.25　上臂后侧拉伸 ▶　　图 5.26　上臂后侧拉伸 ▶

7. 前臂前侧拉伸（图 5.27 ~ 图 5.28）

身体自然直立，腰背挺直，核心收紧。左臂前伸，左肘伸直。右手抓握左手，向体侧逐渐发力牵拉。回到直立位，两侧交替进行。训练过程中，手指朝下，伸直手臂。

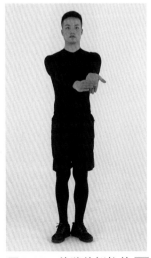
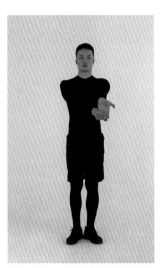

图 5.27　前臂前侧拉伸 ▶　　图 5.28　前臂前侧拉伸 ▶

（三）躯干及髋部拉伸

1. 上背部拉伸（图 5.29 ~ 图 5.30）

身体自然直立，腰背挺直，核心收紧。双手十指交叉，手背对着身体向前推出。同时轻微低头，上背部随着手向前推，达到最大弯曲幅度。

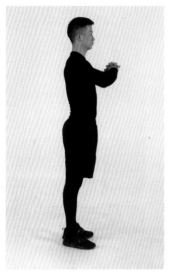 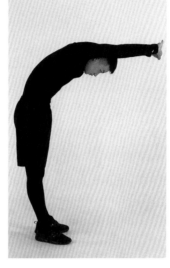

图 5.29　上背部拉伸 ▶　　　图 5.30　上背部拉伸 ▶

2. 跪姿背部拉伸（图 5.31 ~ 图 5.32）

身体自然放松跪在瑜伽垫上，臀部坐于足跟。身体向下缓慢趴下，手掌向上。同时双臂尽力向前延伸，达到最大幅度。

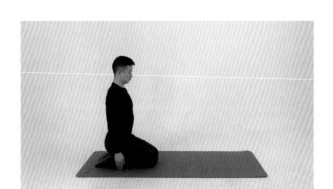

图 5.31　跪姿背部拉伸 ▶

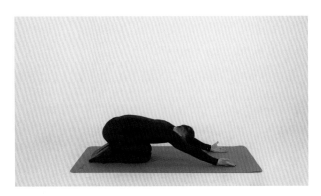

图 5.32　跪姿背部拉伸 ▶

3. 胸大肌拉伸（图 5.33 ~ 图 5.34）

左腿前弓步，右手叉腰。左肩略微耸起，左侧前臂和手掌贴近墙面，上臂平行地面。身体缓慢前移并轻度向右旋转达到最大幅度。恢复直立位，两侧交替进行。训练过程中，挺胸，后缩肩胛骨。

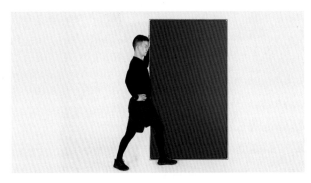

图 5.33　胸大肌拉伸 ▶

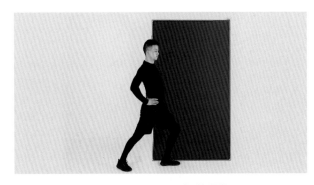

图 5.34　胸大肌拉伸 ▶

4. 胸小肌拉伸（图 5.35 ~ 图 5.36）

左腿前弓步，右手叉腰。左肩略微耸起，左侧前臂和手掌贴近墙面，上臂与地面呈 30° 夹角。身体缓慢前移并轻度向右旋转。回到直立位，两侧交替进行。注意事项同胸大肌拉伸。

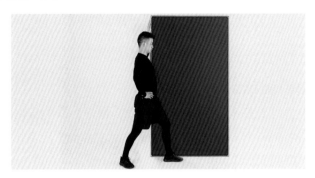

图 5.35　胸小肌拉伸 ▶

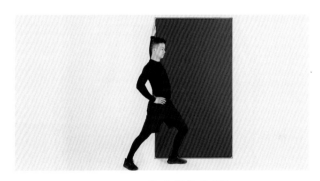

图 5.36　胸小肌拉伸 ▶

5. 前腹部拉伸（图 5.37 ~ 图 5.38）

身体自然放松，俯卧在瑜伽垫上。双上肢将上半身缓慢撑起，向上延伸到最大幅度。训练过程中，髋关节不要离开地面。

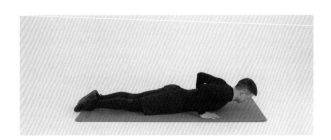

图 5.37　前腹部拉伸 ▶

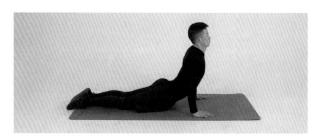

图 5.38　前腹部拉伸 ▶

6. 侧腹部拉伸（图 5.39 ~ 图 5.40）

身体自然直立，腰背挺直，核心收紧，双腿交叉，左腿在前。右手抓住左手手腕尽力向右侧伸展。伸展时分别向右侧方、右前侧方、右后侧方用力。恢复直立位，两侧交替进行。

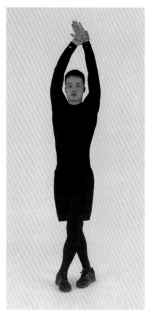

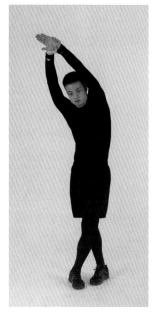

图 5.39　侧腹部拉伸 ▶　　　图 5.40　侧腹部拉伸 ▶

7. 髂腰肌拉伸（图 5.41 ~ 图 5.42）

身体自然直立，腰背挺直，核心收紧。右腿前弓步，双手放在右侧大腿上。躯干垂直于地面，身体向右侧扭转。恢复直立位，两侧交替进行。训练过程中，双下肢发力，重心下沉，保持身体稳定。

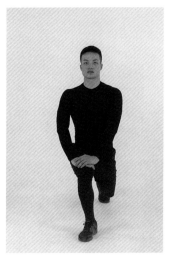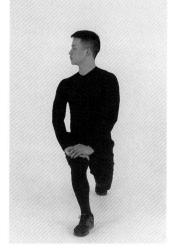

图 5.41　髂腰肌拉伸 ▶　　　图 5.42　髂腰肌拉伸 ▶

8. 站姿臀大肌拉伸（图 5.43 ~ 图 5.44）

身体自然直立，腰背挺直，核心收紧。右腿单侧站立，膝盖微屈，右手握住左脚踝放于右膝上，腰背挺直向下缓慢下沉。恢复直立位，两侧交替进行。训练过程中，支撑腿发力，保持身体稳定。

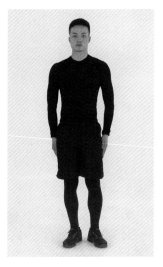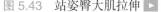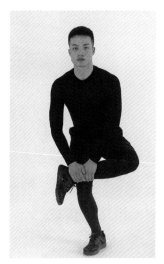

图 5.43　站姿臀大肌拉伸 ▶　图 5.44　站姿臀大肌拉伸 ▶

9. 跨坐臀大肌拉伸（图 5.45 ~ 图 5.46）

坐在瑜伽垫上。左腿屈曲在前，右腿伸直在后。双上肢扶于地面，尽量下压左侧臀部，下压时注意保持躯干、骨盆正对前方。恢复正常坐位，两侧交替进行。训练过程中，保持上半身直立。

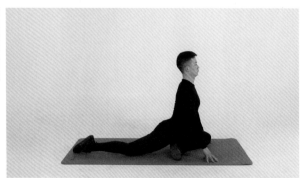

图 5.45　跨坐臀大肌拉伸 ▶

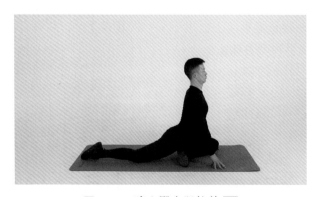

图 5.46　跨坐臀大肌拉伸 ▶

（四）下肢拉伸

1. 站姿大腿前侧拉伸（图 5.47 ~ 图 5.48）

右侧腿单腿站立，核心收紧，腰背挺直。左手抓紧左侧脚踝，用力向上提拉，同时髋部向前顶，到终末位置时，维持 1~2 个呼吸循环。恢复直立位，两侧交替进行。训练过程中，支撑腿发力，保持身体稳定。

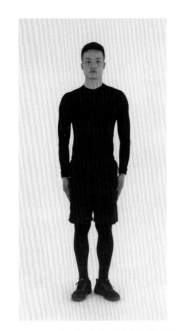
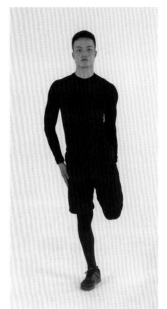

图 5.47　站姿大腿前侧拉伸 ▶　　图 5.48　站姿大腿前侧拉伸 ▶

2. 跪姿大腿前侧拉伸（图 5.49 ~ 图 5.50）

右侧前弓步，小腿垂直地面。左腿向后屈膝跪于垫上。右手拉住左脚背，左手扶在垫上，身体前倾并向右旋转，到终末位置时，维持 1~2 个呼吸循环。恢复直立位，换左侧前弓步，两侧交替进行。训练过程中，核心收紧，保持身体稳定。

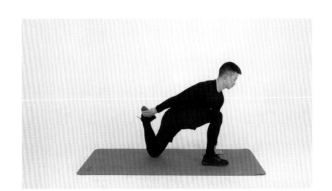

图 5.49　跪姿大腿前侧拉伸 ▶

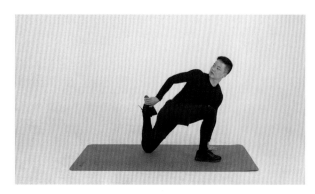

图 5.50　跪姿大腿前侧拉伸 ▶

3. 俯身大腿后侧拉伸（图 5.51 ~ 图 5.52）

右腿屈膝，左腿向前伸直。身体缓慢前倾，腹部向大腿贴近，到终末位置时，维持 1~2 个呼吸循环。恢复直立位，两侧交替进行。

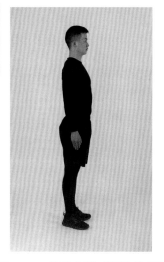

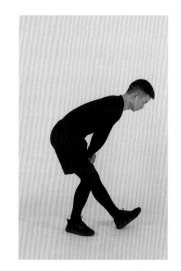

图 5.51　俯身大腿后侧拉伸 ▶　　图 5.52　俯身大腿后侧拉伸 ▶

4. 蹲姿大腿内侧拉伸（图 5.53 ~ 图 5.54）

身体蹲姿，右腿承重，脚尖斜向前，左腿伸直。身体直立下压，到终末位置时，维持 1~2 个呼吸循环。恢复蹲姿，两侧交替进行。训练过程中，保持全脚掌着地。核心收紧，保持身体稳定。

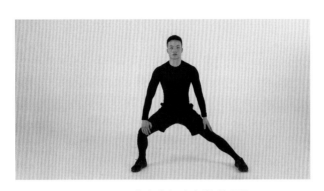

图 5.53　蹲姿大腿内侧拉伸 ▶

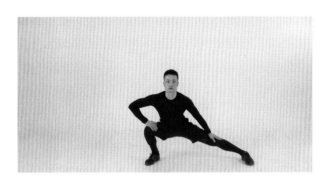

图 5.54　蹲姿大腿内侧拉伸 ▶

5. 坐姿大腿内侧拉伸（图 5.55 ~ 图 5.56）

身体坐于瑜伽垫上，双脚跟紧贴，双手抱住脚，双侧大腿紧贴垫面。身体直立，缓慢前倾，到终末位置时，维持 1~2 个呼吸循环。

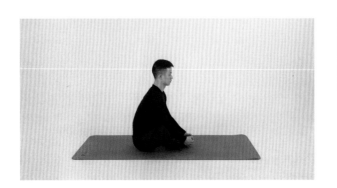

图 5.55　坐姿大腿内侧拉伸 ▶

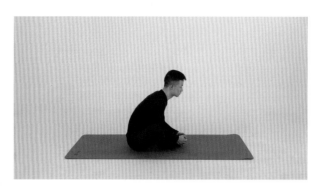

图 5.56　坐姿大腿内侧拉伸 ▶

6. 屈膝小腿后侧拉伸（图 5.57 ～ 图 5.58 ）

右前弓步，双手扶于右腿。身体重心向前同时顶髋，这一过程中可明显感觉左小腿后侧的拉伸感，到终末位置时，维持 1~2 个呼吸循环。恢复直立位，左前弓步，两侧交替进行。训练过程中，保持上半身保持直立。

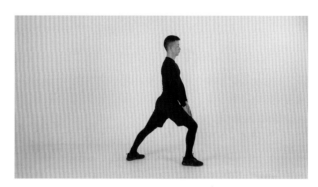

图 5.57　屈膝小腿后侧拉伸 ▶

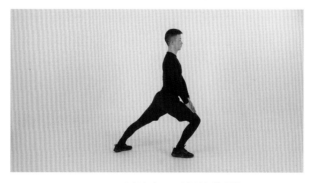

图 5.58　屈膝小腿后侧拉伸 ▶

7. 靠墙小腿后侧拉伸（图 5.59 ~ 图 5.60）

屈肘扶墙，右脚踩在墙面 5~10cm 高度，右膝关节伸直。身体重心向前，这一过程中可明显感觉右小腿后侧的拉伸感，到终末位置时，维持 1~2 个呼吸循环。恢复中立位，两侧交替进行。

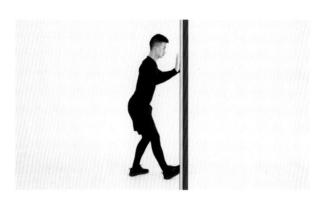

图 5.59　靠墙小腿后侧拉伸 ▶

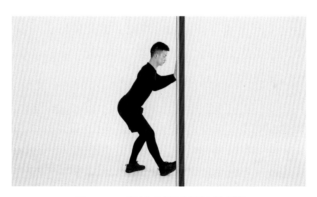

图 5.60　靠墙小腿后侧拉伸 ▶

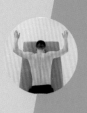

第六章
放松训练

一、放松训练概述

放松训练是指使机体从紧张状态松弛下来的一种练习过程。在长时间、高强度运动训练后，或者长期应力以及不良姿势等静态状态下，常常会出现肌肉酸困、疼痛、僵硬，甚至短暂的肌肉无力。运动后肌肉内乳酸大量生成，而排出量并没有增加，导致乳酸在肌肉内蓄积，刺激肌肉、筋膜等软组织，从而产生疼痛。此外，筋膜持续紧张及脱水，导致其筋膜失去弹性，进而刺激筋膜中大量的神经感受器，进一步加剧疼痛。

放松训练可以放松肌肉、关节，加速血液流动，促进代谢产物清除和身体恢复。长时间训练肌肉会产生酸痛或身体僵硬的现象，因此放松运动显得尤为重要。除了进行自主牵伸外，还可通过器材，如泡沫轴、按摩棒、筋膜球等进行肌肉、筋膜、肌腱等软组织放松，帮助机体快速恢复。

二、放松训练的原则

在进行放松训练时，需要注意三大原则：第一，动作应配合呼吸节律缓慢进行。保持正常的呼吸节律，2~3 组呼吸循环为一组，避免屏气，遇到疼痛的扳机点时适当停留。第二，放松过程中注意放松部位的肌肉走行，避免直接作用于疼痛区域，可从疼痛部位周围进行放松。第三，放松肌肉时，不可作用于脊柱及其他骨骼突部位，以免造成运动损伤。

三、放松训练的适应证和禁忌证

（一）适应证

延迟性肌肉酸痛、肌肉失衡、肌肉僵硬。

（二）禁忌证

骨折、开放性伤口、严重的骨质疏松、深层静脉栓塞、感觉异常、严重心肺疾病、脊柱结核、脊柱肿瘤等。

四、放松训练动作（所有训练均配有示范视频）

（一）颈、腰及背部放松训练

1. 泡沫轴颈部放松（图 6.1 ～图 6.2）

仰卧位，将泡沫轴置于颈部下方，屈膝，双手放于小腹或置于身体两侧，下颌微收，左右缓慢转动头颈部。

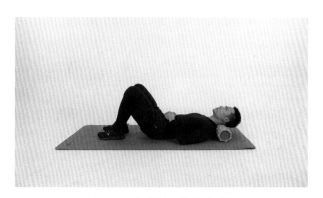

图 6.1　泡沫轴颈部放松 ▶

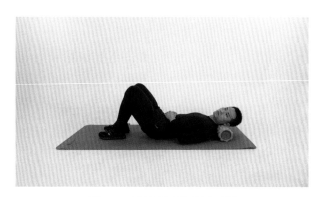

图 6.2　泡沫轴颈部放松 ▶

2. 泡沫轴上背部放松（图 6.3 ~ 图 6.4）

仰卧位，下颌微收，屈膝，双脚与肩同宽，支撑于地面。双手胸前交叉抱臂。泡沫轴置于上背部下方，双脚蹬地使泡沫轴在上背部缓慢滚动。

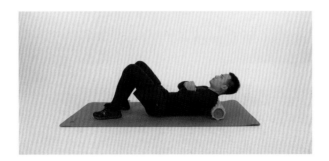

图 6.3　泡沫轴上背部放松 ▶

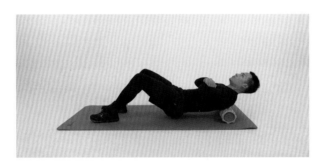

图 6.4　泡沫轴上背部放松 ▶

3. 腰背部泡沫轴放松（图 6.5 ~ 图 6.6）

仰卧屈膝，泡沫轴置于腰背部。双手抱肩，双脚蹬地使泡沫轴在腰背部来回滚动。

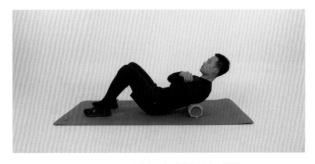

图 6.5　腰背部泡沫轴放松 ▶

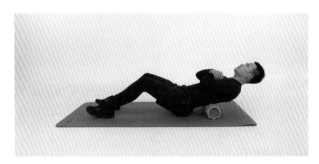

图 6.6　腰背部泡沫轴放松 ▶

4. 泡沫轴两侧背部放松（图 6.7 ~ 图 6.8）

右侧卧位，双臂屈肘撑地，右腿伸直，左腿屈曲置于右腿后踩地支撑。泡沫轴置于右侧背部。左腿用力推动身体前后移动，使泡沫轴在右侧背部来回滚动。两侧交替进行。训练过程中，通过手臂调整背部压力大小，避免过度疼痛，引起局部损伤。

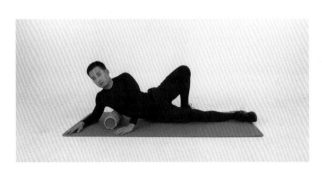

图 6.7　泡沫轴两侧背部放松 ▶

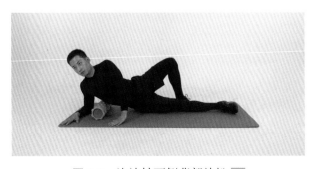

图 6.8　泡沫轴两侧背部放松 ▶

5. 筋膜球颈后侧放松（图 6.9 ~ 图 6.10）

坐位，挺直腰背部。右侧为例，右手握球，放于颈部右后侧，使筋膜球在颈后来回滚压。两侧交替进行。

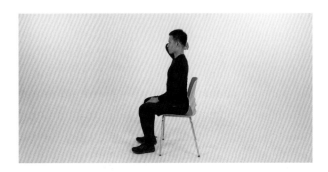

图 6.9　筋膜球颈后侧放松 ▶

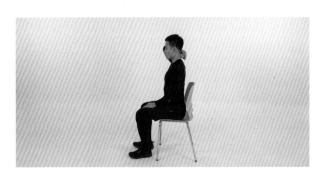

图 6.10　筋膜球颈后侧放松 ▶

6. 坐位筋膜球腰部放松（图 6.11 ~ 图 6.12）

坐位，挺直腰背。左侧为例，左手握筋膜球置于左侧腰部肌肉酸困处来回滚压。训练过程中，应避开脊柱等骨性结构。两侧交替进行。

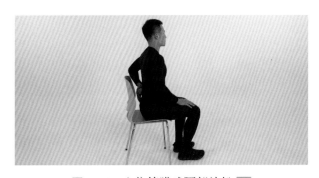

图 6.11　坐位筋膜球腰部放松 ▶

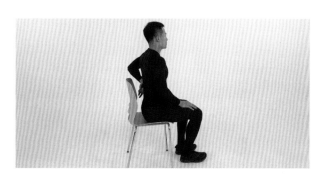

图 6.12　坐位筋膜球腰部放松 ▶

7. 卧位筋膜球腰部放松（图 6.13 ~ 图 6.14）

平卧于垫上，双手置于耳廓两侧，双腿自然分开，双脚踏实垫面。筋膜球置于左侧腰部脊柱一旁，放松左侧脊柱旁肌肉，压住筋膜球，保持正常的呼吸节律，维持 10~20 秒，可通过调整筋膜球位置放松整个腰部肌肉。两侧交替进行。训练过程中，避免筋膜球压迫脊柱造成损伤、疼痛。

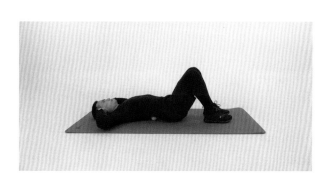

图 6.13　卧位筋膜球腰部放松 ▶

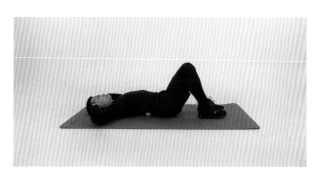

图 6.14　卧位筋膜球腰部放松 ▶

8. 花生球背部肌肉放松（图 6.15 ~ 图 6.16）

站立位，靠墙，将花生球抵在墙面上。通过反复下蹲、站立动作滚动花生球，可放松脊柱两旁肌肉。训练过程中，花生球两侧球体为按压脊柱两旁肌肉部位，中间的凹陷处为脊柱位置，避免球体直接压迫脊柱引起疼痛。

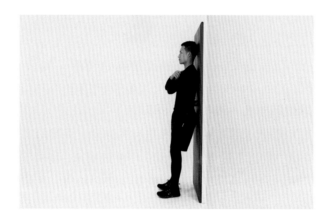

图 6.15　花生球背部肌肉放松 ▶

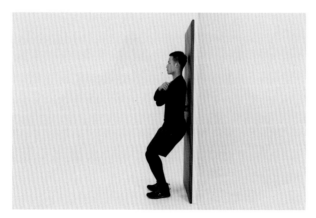

图 6.16　花生球背部肌肉放松 ▶

（二）上肢放松训练

1. 泡沫轴肱二头肌放松训练（图 6.17 ~ 图 6.18）

俯身跪姿，泡沫轴置于一侧手臂下方，手臂伸直侧举，支撑手推动身体移动，控制泡沫轴滚动于肩关节与肘关节之间。两侧交替进行。

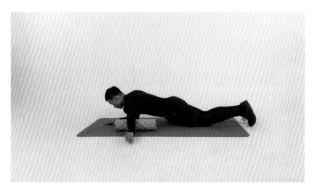

图 6.17　泡沫轴肱二头肌放松训练 ▶

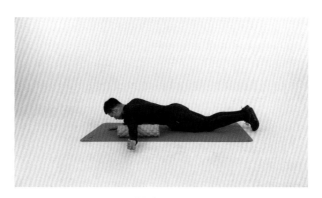

图 6.18　泡沫轴肱二头肌放松训练 ▶

2. 泡沫轴肱三头肌放松训练（图 6.19 ~ 图 6.20）

　　侧卧位，将泡沫轴置于放松侧手臂下方，由支撑手和下肢推动身体移动，使泡沫轴在肘窝之间滚动。两侧交替进行。

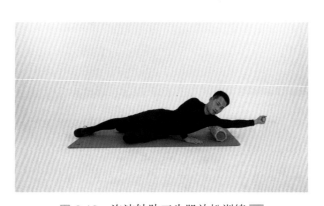

图 6.19　泡沫轴肱三头肌放松训练 ▶

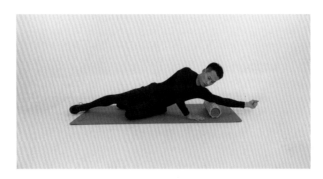

图 6.20　泡沫轴肱三头肌放松训练 ▶

3. 泡沫轴前臂肌肉放松（图 6.21 ~ 图 6.22）

坐位或俯卧位，伸展前臂，泡沫轴置于前臂下方，局部加压滚动。

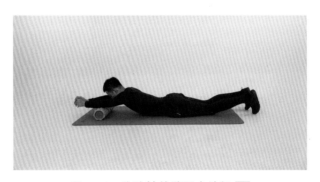

图 6.21　泡沫轴前臂肌肉放松 ▶

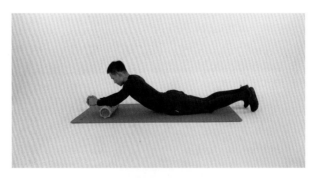

图 6.22　泡沫轴前臂肌肉放松 ▶

4. 筋膜球肩后侧肌肉放松（图 6.23 ~ 图 6.24）

仰卧位，双腿屈曲，双脚自然分开。将筋膜球置于右肩后侧、肩胛骨内侧缘。

右前臂缓慢地前后摆动，通过摆动过程调整筋膜球的位置，找到疼痛扳机点后摇摆前臂，使筋膜球在肩后侧加压滚动。两侧交替进行。

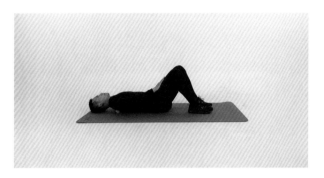

图 6.23　筋膜球肩后侧放松 ▶

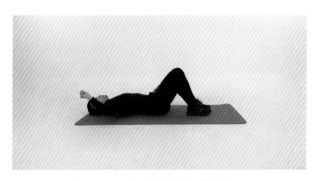

图 6.24　筋膜球肩后侧放松 ▶

5. 筋膜球肩前侧肌肉放松（图 6.25 ～图 6.26）

坐位，腰背部挺直，右手将筋膜球置于左肩前侧，加压滚动。两侧交替进行。训练过程中，遇到疼痛扳机点，可局部停留数秒。

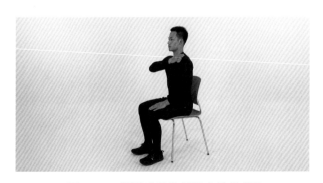

图 6.25　筋膜球肩前侧肌肉放松 ▶

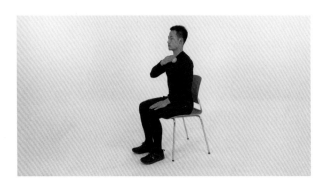

图 6.26　筋膜球肩前侧肌肉放松 ▶

6. 坐姿筋膜球上臂肌肉放松（图 6.27 ~ 图 6.28）

坐位，挺直腰背，一侧手握筋膜球置于对侧上臂肌群，加压滚动。两侧交替进行。训练过程中，保持自然呼吸，遇到疼痛扳机点，可局部停留数秒。

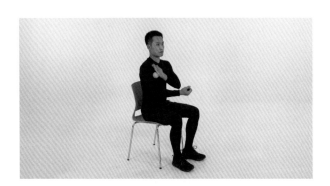

图 6.27　坐姿筋膜球上臂放松 ▶

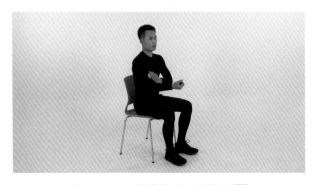

图 6.28　坐姿筋膜球上臂放松 ▶

7. 站立位筋膜球上臂肌肉放松（图 6.29 ~ 图 6.30）

找一个稳定的支撑面。站立位，将筋膜球置于放松侧上臂肌肉处，通过反复下蹲、站起动作，让筋膜球滚动于上臂肩关节与肘关节之间的区域。如需放松上臂内侧肌群，则可抬起上肢，将筋膜球置于上臂内侧肌群，通过滑动上肢来滚动筋膜球，从而完成上臂内侧肌群的放松。两侧交替进行。调整身体对筋膜球的压力来调整放松强度，注意避免筋膜球滚动速度过快，身体压力过强造成组织损伤。

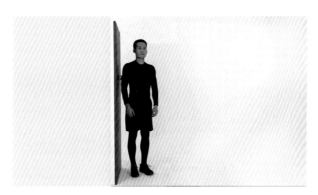

图 6.29　站立位筋膜球上臂肌肉放松 ▶

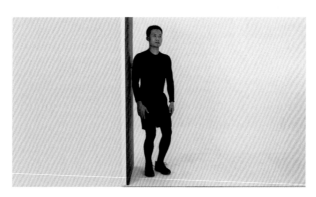

图 6.30　站立位筋膜球上臂肌肉放松 ▶

8. 花生球前臂肌肉放松（图 6.31 ~ 图 6.32）

坐位或站立位，将花生球置于稳定平面上，前臂置于花生球之间的凹陷处加压滚动。两侧交替进行。训练过程中，如遇疼痛点可局部停留数秒。

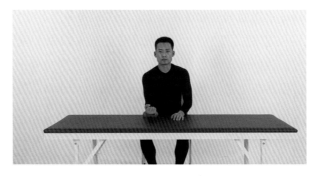

图 6.31　花生球前臂肌肉放松 ▶

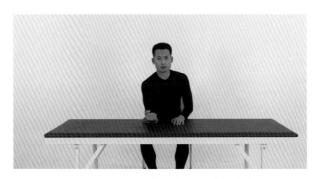

图 6.32　花生球前臂肌肉放松 ▶

9. 圆形筋膜球前臂肌肉放松（图 6.33 ~ 图 6.34）

坐位或站立位，抓握筋膜球适度按压前臂进行滚动放松。两侧交替进行。训练过程中，如遇疼痛点可局部停留数秒。

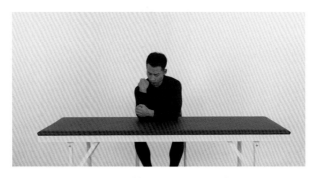

图 6.33　圆形筋膜球前臂肌肉放松 ▶

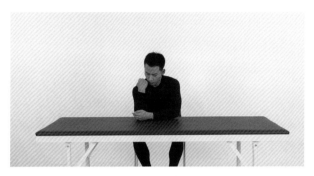

图 6.34　圆形筋膜球前臂肌肉放松 ▶

（三）下肢放松训练

1. 臀部泡沫轴放松（图 6.35 ~ 图 6.36）

左手撑地，右腿屈曲，右脚支撑于地面，左腿置于右膝上，上半身转向左侧，将身体重心压于左侧臀部。泡沫轴置于臀中部肌肉，右腿发力带动身体前后滚动，使泡沫轴在臀部来回滚动。两侧交替进行。

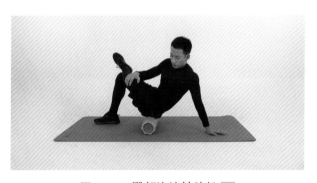

图 6.35　臀部泡沫轴放松 ▶

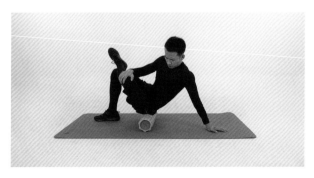

图 6.36　臀部泡沫轴放松 ▶

2. 大腿前侧泡沫滚轴放松（图6.37 ~ 图6.38）

俯卧位，双肘撑地，泡沫轴置于大腿前侧。用上肢及肩部力量缓慢推动整个身体前后移动，使泡沫轴在大腿前侧来回滚动。

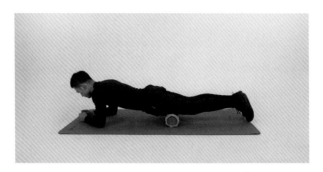

图 6.37　大腿前侧泡沫滚轴放松 ▶

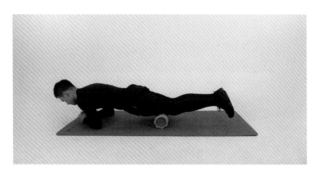

图 6.38　大腿前侧泡沫滚轴放松 ▶

3. 大腿后侧泡沫轴放松（图6.39 ~ 图6.40）

坐位，双手撑地，泡沫轴置于大腿后侧。用上肢及肩部力量缓慢推动整个身体前后移动，使泡沫轴在大腿后侧来回滚动。

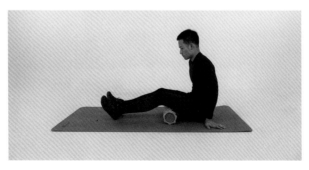

图 6.39　大腿后侧泡沫轴放松 ▶

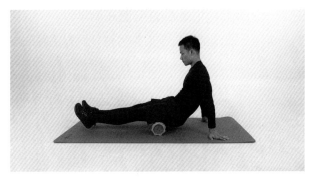

图 6.40　大腿后侧泡沫轴放松 ▶

4. 大腿内收肌群泡沫轴放松（图 6.41 ~ 图 6.42）

俯卧位，双肘撑地，右腿伸直，左腿屈曲，将泡沫轴压在大腿内侧的下方。通过左右移动身体，让泡沫轴在大腿根部至膝内侧来回滚动。两侧交替进行。

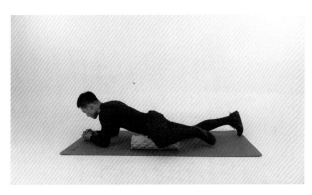

图 6.41　大腿内收肌群泡沫轴放松 ▶

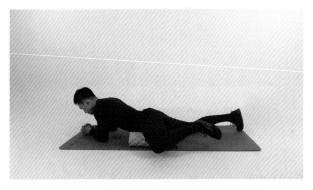

图 6.42　大腿内收肌群泡沫轴放松 ▶

5. 大腿外侧肌群泡沫轴放松（图 6.43 ～图 6.44）

右侧卧位，右腿伸直，将泡沫轴置于右侧大腿外侧。左腿屈曲置于右腿前，右肘撑地，左手扶地。左脚蹬地带动身体移动，使泡沫轴从髋关节外侧至膝关节外侧之间来回滚动。两侧交替进行。训练过程中，核心收紧，通过双臂保持身体稳定。

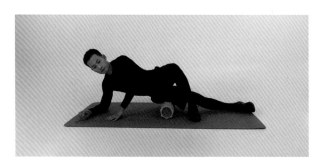

图 6.43　大腿外侧肌群泡沫轴放松 ▶

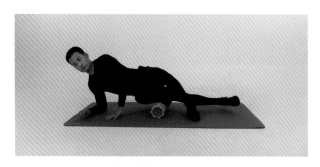

图 6.44　大腿外部肌群泡沫轴放松 ▶

6. 小腿前侧泡沫轴放松（图 6.45 ～图 6.46）

双手撑地，跪坐在泡沫轴上，脚尖朝内将身体的重量压在小腿上。双手推地使身体前后移动。要注意足尖应适度向内，使泡沫轴能够充分接触小腿外侧。

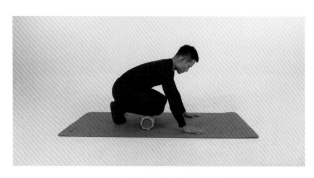

图 6.45　小腿前侧泡沫轴放松 ▶

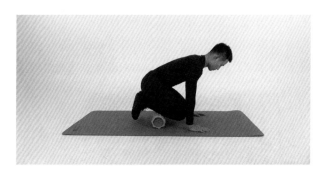

图 6.46　小腿前侧泡沫轴放松 ▶

7. 小腿后侧泡沫轴放松（图 6.47 ~ 图 6.48）

　　坐位，将小腿置于泡沫轴上方，双手支撑于地面，使小腿在泡沫轴上方来回滚动，可通过双手撑起，使下肢抬离地面或一侧腿置于放松侧腿上来提升放松强度。

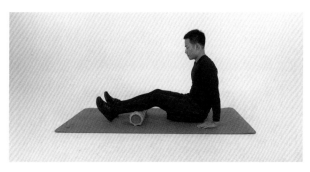

图 6.47　小腿后侧泡沫轴放松 ▶

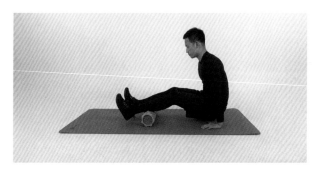

图 6.48　小腿后侧泡沫轴放松 ▶

8. 大腿前侧按摩棒放松（图 6.49 ～图 6.50）

坐位、双手持按摩棒两端，置于大腿前侧肌群均匀滚动。两侧交替进行。

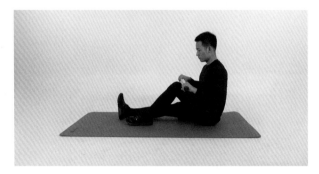

图 6.49　大腿前侧按摩棒放松 ▶

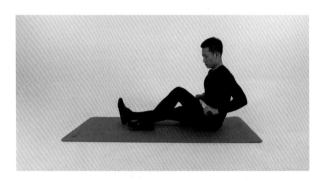

图 6.50　大腿前侧按摩棒放松 ▶

9. 大腿后侧按摩棒放松（图 6.51 ～图 6.52）

坐于垫上。以左侧为例，左下肢膝关节屈曲 90°，足部支撑，右腿伸直。双手持按摩棒两端，置于大腿后群肌肉，在坐骨结节与膝关节之间缓慢滚动。两侧交替进行。

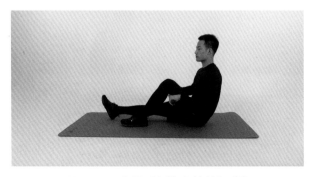

图 6.51　大腿后侧按摩棒放松 ▶

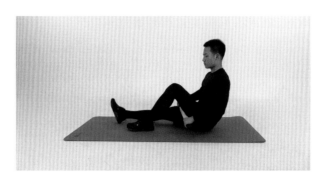

图 6.52　大腿后侧按摩棒放松 ▶

10. 大腿外侧按摩棒放松（图 6.53 ~ 图 6.54）

坐于垫上。以左侧为例，左下肢膝关节屈曲 90°，足部支撑，右腿伸直。双手持按摩棒两端，置于左大腿外侧肌肉缓慢滚动。两侧交替进行。

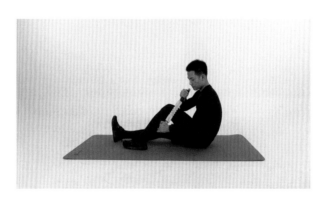

图 6.53　大腿外侧按摩棒放松 ▶

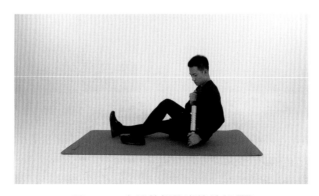

图 6.54　大腿外侧按摩棒放松 ▶

11. 大腿内侧按摩棒放松（图6.55 ~ 图6.56）

坐于垫上。以左侧为例，左下肢膝关节屈曲90°，足部支撑，右腿伸直。双手持按摩棒两端，置于大腿内侧肌肉处缓慢滚动。两侧交替进行。

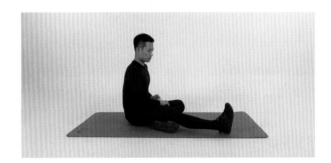

图6.55　大腿内侧按摩棒放松 ▶

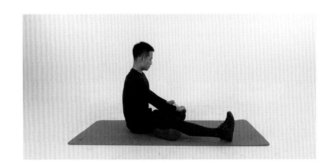

图6.56　大腿内侧按摩棒放松 ▶

12. 小腿前侧按摩棒放松（图6.57 ~ 图6.58）

坐于垫上。以左侧为例，左下肢膝关节屈曲90°，足部支撑，右腿伸直。双手持按摩棒两端，置于左侧小腿前部，在膝关节与踝关节之间来回缓慢滚动。两侧交替进行。

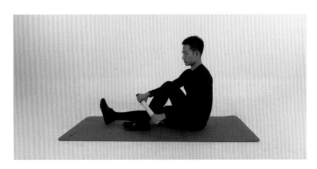

图6.57　小腿前侧按摩棒放松 ▶

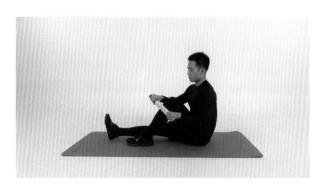

图 6.58　小腿前侧按摩棒放松 ▶

13. 小腿后侧按摩棒放松（图 6.59 ~ 图 6.60）

　　坐于垫上。以左侧为例，左下肢膝关节屈曲 90°，足部支撑，右腿伸直。双手持按摩棒两端，置于左小腿后侧，在左侧膝关节与踝关节间缓慢滚动。两侧交替进行。

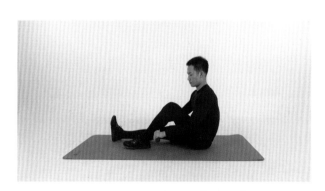

图 6.59　小腿后侧按摩棒放松 ▶

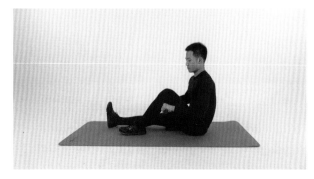

图 6.60　小腿后侧按摩棒放松 ▶

14. 筋膜球足底筋膜放松（图 6.61 ~图 6.62）

坐位或站立位，筋膜球置于足底下方，利用身体重量下压。通过单腿移动带动筋膜球加压滚动。两侧交替进行。

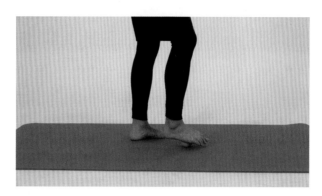

图 6.61　筋膜球足底筋膜放松 ▶

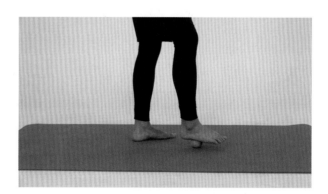

图 6.62　筋膜球足底筋膜放松 ▶

第七章
麦肯基疗法

一、麦肯基疗法概述

颈腰部疼痛与不适是成年人中最常见的疾病之一。既往文献表明，成年人颈腰痛的总患病率约为46%。疼痛持续时间越长，越容易出现功能障碍，从而影响到工作、训练以及生活。

麦肯基颈腰椎力学诊断治疗方法（简称麦肯基颈腰椎疗法）是针对颈腰椎疼痛和（或）活动受限的力学原因进行分析和诊断，并应用恰当的力学方法进行治疗的独特体系，是以其发明者新西兰物理治疗师麦肯基（Robin McKenzie）先生命名的一种以力学诊断及治疗为特点的物理治疗方法。麦肯基疗法主要针对力学性疼痛（也称机械性疼痛），其特点是观察患者对运动试验，尤其是反复运动试验（repeated movement test）的反应，症状有无变化，特别是有无向心化（centralization）、外周化（peripheralization）（图7.1~图7.4）以及有无方向特异性（directional preference），根据分类诊断和评估结果，应用力学治疗技术进行治疗，强调的是健康教育和自我治疗。

麦肯基最主要的治疗方法是力学治疗，对颈腰痛的治疗方法可分为伸展原则、侧方原则、伸展伴侧方原则、屈曲原则。通过反复运动试验明确方向特异性之后，即可明确治疗原则。

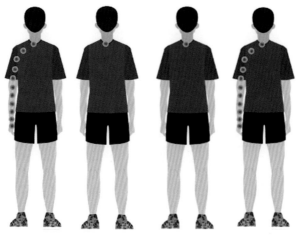

图 7.1　向心化 ▶　　　　　图 7.2　外周化 ▶

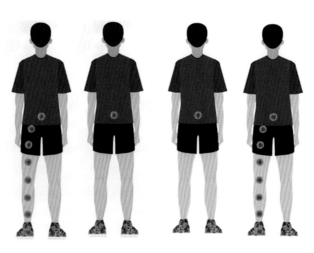

图 7.3　向心化 ▶　　　　　图 7.4　外周化 ▶

二、麦肯基训练的适应证与禁忌证

（一）适应证

· 力学性颈痛、力学性腰痛。

· 颈椎间盘突出症、腰椎间盘突出症。

· 颈型 / 神经根型颈椎病、腰椎神经根病。

（二）禁忌证

·癌症：年龄 >55 岁，癌症病史，不明原因的体重下降，进行性加重的疼痛，经休息疼痛不能缓解。

·马尾综合征：大小便功能障碍，鞍区麻木，肌力下降，步态异常。

·脊柱骨折：严重外伤病史、高龄、长期使用糖皮质激素，青年人的颈腰痛，与腰痛相关的运动史。

·脊柱感染：发热、全身不适、持续疼痛、任何运动都加重疼痛。

·血管疾病：既往血管疾病史，吸烟史，有相关家族史，年龄 >65 岁。

三、注意事项

·在治疗前仔细评估，明确诊断，排除禁忌证。

·在治疗时注意患者症状变化，根据症状变化调整治疗动作和方向。

·定期随访。

四、麦肯基颈部疗法（所有训练均配有示范视频）

颈椎治疗流程（图 7.5）：当出现颈部疼痛不适的时候，首先选用的是颈椎伸展原则中的坐位后缩。因为大多数颈椎不良姿势都是处于低头或颈前伸的姿势，为了缓解这些不良姿势所带来的副作用，应该多做伸展原则动作，也就是坐位后缩。当后缩时，容易出问题的下颈段处于伸展位，所以能够缓解大多数颈椎疼痛不适感。坐位后缩治疗有效时，就可以进一步进行坐位后缩自加压治疗，这样可以使颈椎达到更大的终末运动范围。如果经过一段时间治疗，到达了平台期，则可以进阶

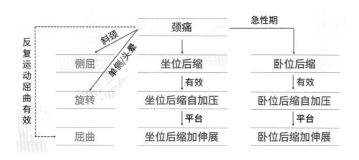

图 7.5　颈椎流程图 ▶

到坐位后缩加伸展。

当颈痛急性发作时，或年老体弱者，可更换体位进行卧位后缩。同样，当卧位后缩治疗有效时，就可以进行卧位后缩自加压，这样也可以获得更大的终末运动范围。如果经过一段时间治疗到了平台期，可以进阶到卧位后缩加伸展。

在日常工作生活中，有少部分患者颈部固定于特殊姿势，从而导致向一侧倾斜，这时就需要进行侧屈治疗。还有一些患者会伴有单侧疼痛或头晕时，可以进行旋转治疗。此外极少数的患者颈部会长时间处于仰头位置进行工作，这时可以选择屈曲原则治疗。

（一）伸展原则

1. 坐位后缩（图 7.6 ～图 7.7）

身体坐位，自然挺直，可背靠座椅，双眼平视前方，腰椎正确前凸，颈项中立位。动作过程中尽可能将头、颈部向后缩，后缩时不要低头。

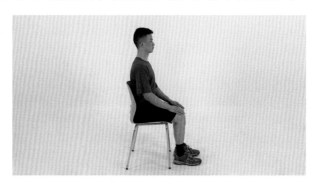

图 7.6　坐位后缩 ▶

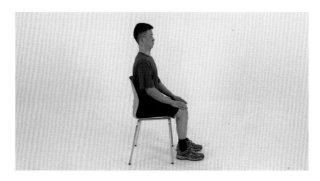

图 7.7　坐位后缩 ▶

2. 坐位后缩自加压（图 7.8 ～图 7.9）

身体坐位，自然挺直，可背靠座椅，双眼平视前方，腰椎正确前凸，颈项中立位。尽可能将头、颈部向后缩，主动后缩到终末位后，用手指尖或整只手抵住下颌，进行加压。在加压时避免颈椎屈曲，保持压力在水平面。

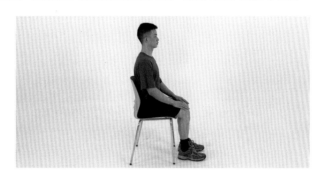

图 7.8　坐位后缩自加压 ▶

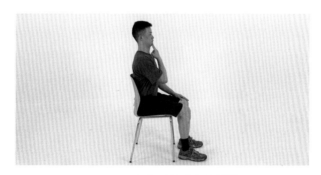

图 7.9　坐位后缩自加压 ▶

3. 坐位后缩加伸展（图 7.10 ~ 图 7.11）

身体坐位，自然挺直，可背靠座椅，双眼平视前方，腰椎正确前凸，脖子中立位。从中立位开始，尽可能后缩头、颈部，保持后缩之后，向后仰头。达到最大后仰位置后，可小幅度左右转动，再回到起始位。

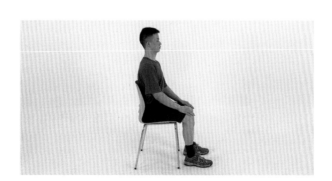

图 7.10　坐位后缩加伸展 ▶

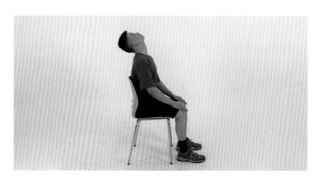

图 7.11　坐位后缩加伸展 ▶

4. 卧位后缩（图 7.12 ~ 图 7.13）

仰卧在床上，两手自然放于身体两边，从中立位开始，尽可能后缩头、颈部，且后一次尽量比前一次后缩更多。动作过程中如需要垫枕头，颈项须保持在中立位，避免颈项前屈后伸。

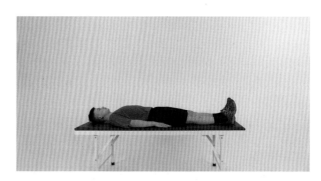

图 7.12　卧位后缩 ▶

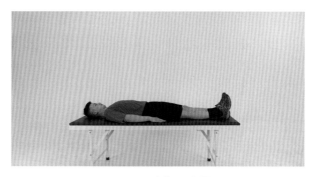

图 7.13　卧位后缩 ▶

5. 卧位后缩自加压（图 7.14 ~ 图 7.15）

仰卧在床上，两手自然放于身体两边。从中立位开始，尽可能后缩头部和颈部，主动后缩到终末位后，用手指尖或整只手抵住下颌，进行加压。在加压时避免颈椎屈曲，保持压力在水平面。

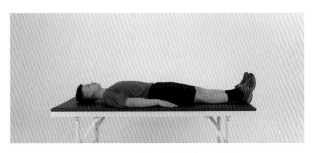

图 7.14　卧位后缩自加压 ▶

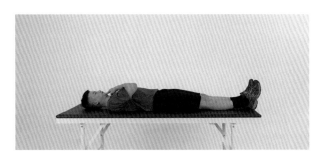

图 7.15　卧位后缩自加压 ▶

6. 卧位后缩加伸展（图 7.16 ~ 图 7.17）

仰卧在床上，头、颈和肩部悬空在床外，床沿位于腋窝水平，一手托住枕部。从中立位尽可能后缩头部和颈部，保持后缩后，向后仰头，向上看。达到最大后仰位置后，可小幅度左右转动，再回到起始位。

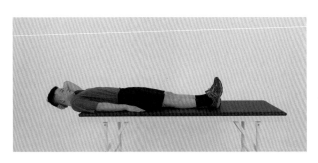

图 7.16　卧位后缩加伸展 ▶

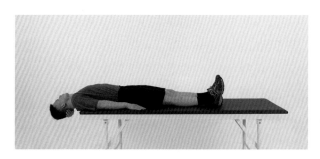

图 7.17　卧位后缩加伸展 ▶

（二）侧方原则

1. 坐位侧屈（图 7.18 ~ 图 7.19）

身体坐位，自然挺直，可背靠座椅，双眼平视前方，腰椎正确前凸，颈项中立位。先将头、颈部分后缩，头部和颈部向疼痛侧肩关节方向侧屈，且后一次尽量比前一次侧屈更多。动作过程中颈项不要旋转，向疼痛侧屈曲时，将手放在对侧头上加压效果更好。

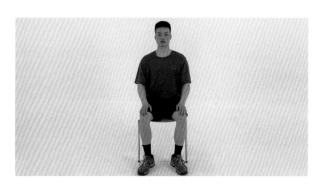

图 7.18　坐位侧屈 ▶

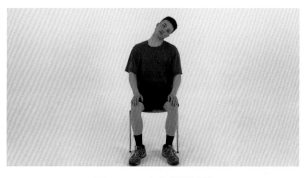

图 7.19　坐位侧屈 ▶

2. 坐位旋转（图 7.20 ～图 7.21）

身体坐位，自然挺直，可背靠座椅，双眼平视前方，腰椎正确前凸，颈项中立位。先将头、颈部分后缩，然后将头向疼痛侧旋转，且后一次尽量比前一次旋转程度更多。在动作过程中，头部应保持在正确水平面上，不要倾斜。双手分别放在下巴和头后加压效果更好。

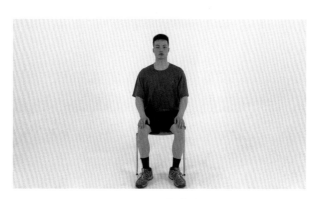

图 7.20　坐位旋转 ▶

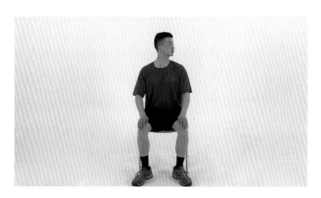

图 7.21　坐位旋转 ▶

（三）屈曲原则

1. 坐位屈曲（图 7.22 ～图 7.23）

身体坐位，自然挺直，可背靠座椅，双眼平视前方，腰椎正确前凸，颈项中立位。尽可能将头部屈曲贴近胸骨，向前低头，且后一次尽量比前一次低头屈曲更多。可将双手交叉放于脑后加压效果更好。

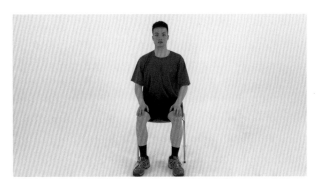

图 7.22　坐位屈曲 ▶

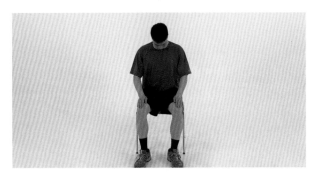

图 7.23　坐位屈曲 ▶

在进行以上麦肯基颈椎治疗时，每一个动作在终末端维持 1~2 秒，然后回到中立位，每一次都要更接近运动的终点，缓慢有节律反复运动。5~6 个为一组，每次两组，间隔 1~2 分钟。有条件的话，每 2~3 小时做一次。

五、麦肯基腰部疗法（所有训练均配有示范视频）

腰椎治疗流程（图 7.24）：当出现腰部疼痛不适时，一般可以先观察有无躯干歪斜，如果存在躯干歪斜，则通过靠墙推骨盆来调整躯干，再做俯卧放松。如果没有躯干歪斜，则直接进行俯卧放松。当俯卧放松无痛时，可以进行俯卧伸腰，进一步增加腰部的伸展，当做俯卧伸腰无痛时，可以做俯卧反复伸腰，通过动态伸展的力，来进一步改善症状。当俯卧反复伸腰到达平台期，或者没有条件俯卧时，可以做站立位伸腰，不受场地的限制。如果存在疼痛程度两侧不对称，即使完成了前面的动作，症状也不能完全缓解时，可以做俯卧臀部侧移来平衡并改善两侧症状，在到达平台期后，进行站立位伸腰进一步治疗。

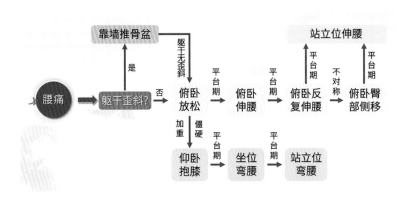

图 7-24 腰椎流程图 ▶

　　屈曲方向运动用于治疗腰部存在僵硬感的人群，先从仰卧抱膝开始，如果该动作不产生疼痛，则可以做坐位弯腰，如果坐位弯腰没有疼痛时，可以进一步做站立位弯腰。

1. 靠墙推骨盆（图 7.25 ～图 7.26）

　　靠墙站立，脊柱凹侧靠近墙。肩关节倚住墙壁，大臂贴墙，屈肘。双脚并拢，离墙一段距离。外侧手置于骨盆，向墙壁方向推骨盆。动作过程中支撑肩要平行于地面。两侧交替进行。

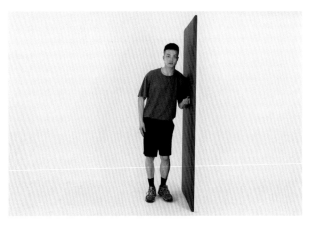

图 7.25 靠墙推骨盆 ▶

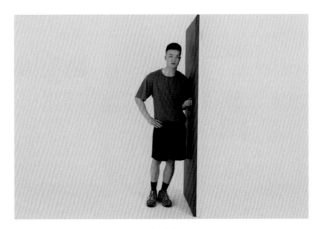

图 7.26　靠墙推骨盆 ▶

2. 俯卧放松（图 7.27 ~ 图 7.28）

俯卧，头转向一侧，在此体位下放松，保持 3~5 分钟。两侧交替进行。

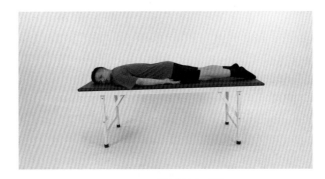

图 7.27　俯卧放松 ▶

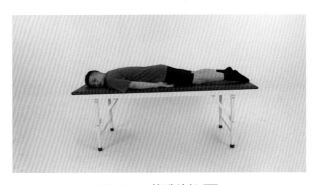

图 7.28　俯卧放松 ▶

3. 俯卧伸腰（图 7.29 ~ 图 7.30）

俯卧，将双肘或双手置于肩关节下方，撑起上半身，并保持髋或骨盆以下置于床上。在这一体位下保持放松状态，腰部下沉获得更大的伸展。保持 3~5 分钟，可以规律、间断地回到俯卧位。

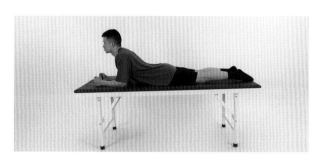

图 7.29 俯卧伸腰 ▶

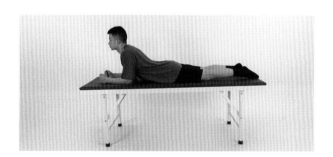

图 7.30 俯卧伸腰 ▶

4. 俯卧反复伸腰（图 7.31 ~ 图 7.32）

俯卧位，双手掌心向下，置于肩关节下方。伸展双臂，仅将上身抬离床面，保持骨盆和大腿不离开床面。

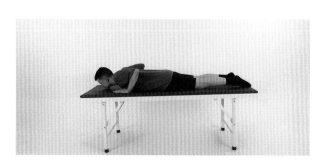

图 7.31 俯卧反复伸腰 ▶

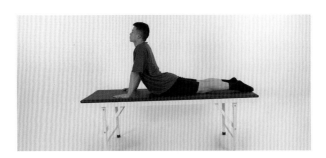

图 7.32　俯卧反复伸腰 ▶

补充：俯卧伸腰固定骨盆（图 7.33 ~ 图 7.34）

俯卧位，双手掌心向下，置于肩关节下方。用浴巾置于腰与骨盆连接处，用双手握持浴巾末端进行固定。伸展双臂，仅将上身抬离床面，固定骨盆和大腿不离开床面。

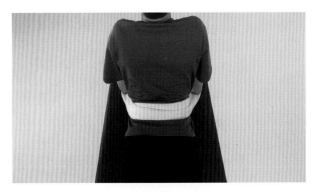

图 7.33　俯卧伸腰固定骨盆 ▶

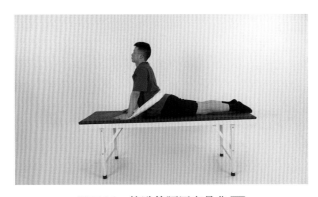

图 7.34　俯卧伸腰固定骨盆 ▶

5. 俯卧臀部侧移（图 7.35 ～图 7.36）

俯卧位，手掌置于肩关节下方，臀部移向一侧偏离中心。伸展双臂，将上身抬起，骨盆和大腿保持放松置于治疗床上。动作过程中使骨盆向疼痛较轻侧或不痛侧偏离，也可以将浴巾置于骨盆，以增强伸展的力。

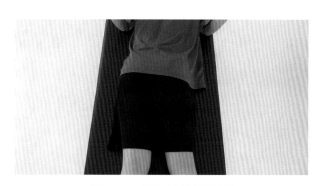

图 7.35 俯卧臀部侧移 ▶

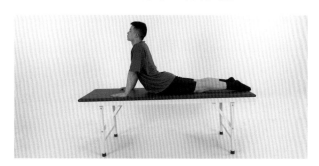

图 7.36 俯卧臀部侧移 ▶

6. 站立位伸腰（图 7.37 ～图 7.38）

站立位，双脚与肩同宽。双手置于腰骶部，然后以双手作为支点，腰以上身体尽可能向后仰。

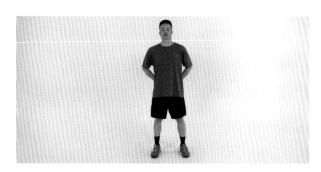

图 7.37 站立位伸腰 ▶

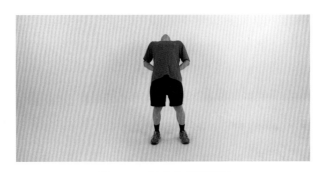

图 7.38　站立位伸腰 ▶

7. 仰卧抱膝（图 7.39 ~ 图 7.40）

仰卧位，屈髋屈膝约 45°，脚平放在治疗床上。将膝关节靠近胸部，用双手抱住膝关节进行加压，膝关节尽可能靠近胸部。在动作结束后应立即做一组伸展动作来恢复生理曲度。

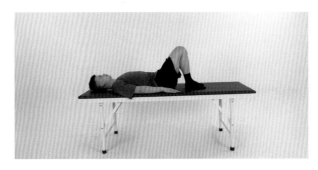

图 7.39　仰卧抱膝 ▶

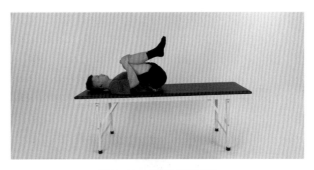

图 7.40　仰卧抱膝 ▶

8. 坐位弯腰（图 7.41 ~ 图 7.42）

坐位于椅子前部，双腿大幅度分开，髋膝屈曲 90°。向前弯腰，双手着地后马上回到起始位。动作结束后应立即做一组伸展动作来恢复生理曲度。

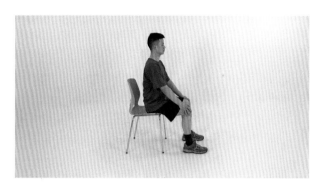

图 7.41 坐位弯腰 ▶

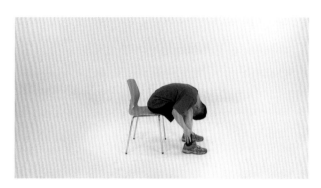

图 7.42 坐位弯腰 ▶

9. 站立位弯腰（图 7.43 ～ 图 7.44）

站立位，双脚与肩同宽。双手放在大腿前面，然后沿着大腿向下滑，始终保持膝关节伸直，然后回到起始位。在动作结束后立即做一组伸展动作来恢复生理曲度。

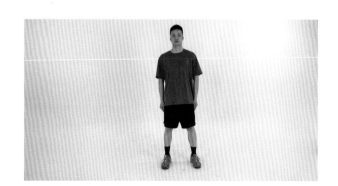

图 7.43 站立位弯腰 ▶

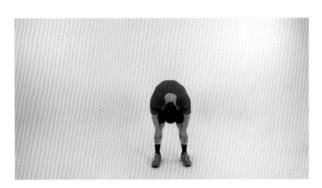

图 7.44　站立位弯腰 ▶

在进行以上麦肯基腰椎治疗时，每一个动作在终末端维持 1~2 秒，然后回到中立位，每一次都要更接近运动的终点，缓慢有节律反复运动。10~12 个为一组，每次两组，间隔 1~2 分钟。有条件时，每 2~3 小时可做一次。